KB058199

새로운 혁명

기공학 교수

안 상 원 박사의
당 뇨 병

가이드라인

30대 40대를 위협하는
당뇨병 정복 가드라인

30대 40
대를 위협
하는 당뇨
병
알고 보면
별것도 아
니다
당뇨병을
제대로 알
면
당신도 거
정 없이
평생 관리
할 수 있
다

건강한 생활을 영위하고자 하는 것은 인간 모두의 바램 일 것이다. 우리의 행복은 사람에 따라 그 기준이 다르지만 결국 기초는 건강에 있다고 할 것이다. 빠른 경제성장이 지속됨에 따라 생활 수준이 향상되고 복잡한 현대사회를 살아가면서 자신의 건강을 돌보는데에 소홀하기 쉽다. 30대 −40대를 위협하는 당뇨병은 무서운 병이기도 하다. 하지만 그 원인이 하나 이듯이 당뇨병의 원인을 알고 나면 평생 관리 할 수 있다. 우리 인체는 자연 치유력있다.

이 자연 치유력을 일깨우는 하나의 방법이 바로 이 책속에 있다. 첫째 긍정적인 마음으로 자신감을 가지고 어떠한 일이던 꾸준한 노력이 필요하다. 그리고 치료를 하면서 좋아짐을 느끼려고 마음을 가지고 좋게 느끼면 상당한 효과를 볼것이다. 이 책속에는 여러가지 치료방법도 있지만, 특히 이 책에서 소개되는 기공법을 하루 20분씩 꾸준히 하면 어느새 건강을 되찾은 자신을 발견하게 될것이다.

안상원

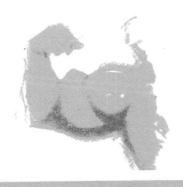

제1장 당뇨병의 기초

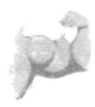

GOODDAY, HEALTH

제2장 기공법으로 정복

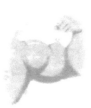

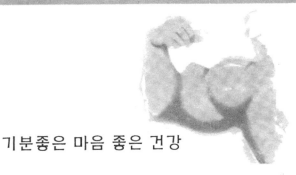

기분좋은 마음 좋은 건강

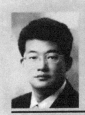

이승훈박사
고려대학원 이학박사
국제대학 생활체육 학과 교수
대한민국 리더스아카데미원장
대도화랑무예협회 부회장

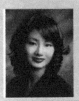

최정화 박사
단국대학교 체육학과 박사
중요무형문화재 제92호 태평무장학이수자
대도화랑무예 얼쑤덩더쿵 전수자
(전) 카토릭대학교, 국제대학외 요가 강사

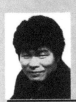

이현민
대체공학, 대체의학 강사, 침술 연구가카이로 프락틱 강사
자격증, 활법강사 자격증, 추나요법 자격증, 인체공학 강
사 자격증 스킨스쿠버 강사(NAUL) (SDD)
 · 대도화랑무예 부산 총관장
 · (주)스텝스 부산지부/ 경남지부 본부장

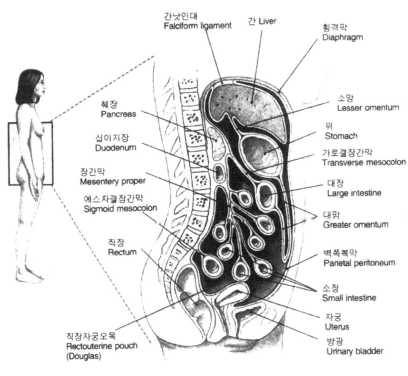

간낫인대
Falciform ligament

간 Liver

횡격막
Diaphragm

췌장
Pancreas

소망
Lesser omentum

십이지장
Duodenum

위
Stomach

장간막
Mesentery proper

가로결장간막
Transverse mesocolon

에스자결장간막
Sigmoid mesocolon

대장
Large intestine

대망
Greater omentum

직장
Rectum

벽쪽복막
Parietal peritoneum

소장
Small intestine

직장자궁오목
Rectouterine pouch
(Douglas)

자궁
Uterus

방광
Urinary bladder

그림 5-56 ⊛ 복막(정중단면)

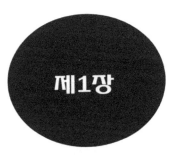

제1장

당뇨병의 기초

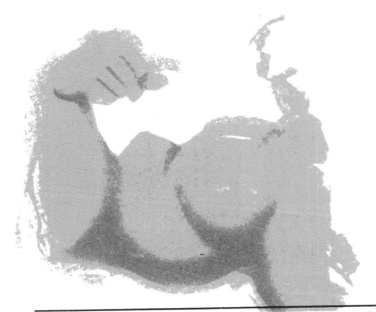

기공법으로 기적같은 당뇨 퇴치 가능한가

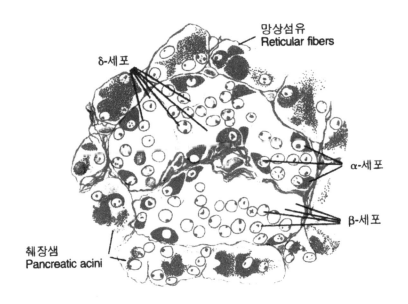

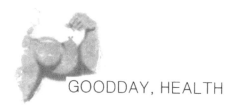

GOODDAY, HEALTH

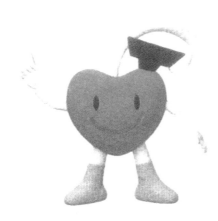

PART

1

당뇨병의 기초 지식

■ 당뇨란 무엇인가

우리 몸 안에서 혈액중의 포도당(혈당)을 조절하는 인슐린이란 호르몬이 부족하거나 혹은 몸의 각 상기에 작용하는 인슐린이 그 기능을 제대로 발휘하지 못함으로써 당대사에 장애가 생겨 발생하는 질병다.

우리가 먹는 음식물 중 탄수화물(밥, 빵, 감자, 고구마, 과일, 설탕 등)의 기본 구성성분은 포도당이며, 탄수화물은 위장에서 소화되어 포도당으로 변한 다음 혈당으로 흡수된다.

흡수된 포도당(혈당)이 우리 몸의 간장이나 근육 또는 지방세포 등에서 이용되기 위해서는 인슐린이라는 호르몬이 반드시 필요하다.

인슐린은 췌장에서 분비되어 식사 후 올라간 혈당을 낮추는 기능을 한다.

만약 여러가지 이유로 인하여 인슐린이 모자라거나 작

당뇨란 무엇인가

용에 이상이 있게 되면, 체내에 흡수된 포도당은 이용되지 못하고 혈액 속에 쌓여 소변으로 넘쳐 나오게 되며, 이런 병적인 상태를 '당뇨병' 이라고 부르고 있다.

　우리나라도 최근 들어 사회 경제적인 발전으로 과식, 운동부족, 스트레스 증가 등으로 인하여 당뇨병 인구가 늘고 있다.

　현재 전체인구 4,800만명 중 5%인 240만명 정도가 당뇨병환자인 것으로 추정되고 있으나, 이중의 반 이상은 아직 자신이 당뇨병환자임을 모르고 지낸다.

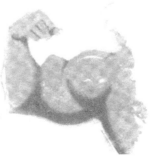

기분좋은 마음 좋은 건강

■ 당뇨질환을 일으키는 원인

(1) 유전적인 요인

왜 인슐린의 분비가 부족해지는지, 아니면 인슐린이 충분히 분비되기는 해도 기능장애를 일으키는지에 원인은 아직 정확하게 규명이 되어있지 않다.

현재까지 밝혀진 바에 의하면 유전적 요인이 가장 가능성이 크다.

만약, 부모가 모두 당뇨병인 경우 자녀가 당뇨병이 생길 가능성은 30% 정도이고, 한 사람만 당뇨병인 경우는 15% 정도다.

하지만 유전적 요인을 가지고 있다고 해서 전부 당뇨병 환자가 되는 것은 아니며, 유전적인 요인을 가진 사람에게 여러가지 환경적 요인이 함께 작용하여 당뇨병이 생기게 된다.

(2)환경적인 요인

① 비 만

비만은 당뇨병과 밀접한 관련이 있으며 몸 안의 인슐린 요구량을 증가시키고, 그 결과로 췌장의 인슐린 분비기능을 점점 떨어뜨려 당뇨병이 생긴다. 또한 비만은 고혈압이나 심장병의 원인이 되기도 한다.

② 연 령

당뇨병은 중년 이후에 많이 발생하며 연령이 높아질수록 발병률이 높아진다.

③ 식생활

과식은 비만의 원인이 되고, 당뇨병을 유발하므로 탄수

화물(설탕포함)과 지방의 과다한 섭취는 피해야 한다.

④ 운동부족

운동부족은 고혈압, 동맥경화 등 성인병의 원인이 된다. 운동부족은 비만을 초래하고, 근육을 약화시키며, 저항력을 저하시킨다.

⑤ 스트레스

우리 몸에 오래 축적된 스트레스는 부신피질호르몬의 분비를 증가시키고, 저항력을 떨어뜨려 질병을 유발한다.

⑥ 호르몬 분비

당뇨병과 직접 관련이 있는 인슐린과 글루카곤 호르몬에 이상이 생기면 즉각적으로 당뇨병이 유발되며, 뇌하수체나 갑상선, 부신호르몬과 같은 간접적인 관련인자도 당뇨병을 일으킬 수 있다.

⑦ 감염증

감염증에 걸리면 신체의 저항력이 떨어지고, 당대사도 나빠지게 되어 당뇨병이 발생하기 쉽다. 특히 췌장염, 간염, 담낭염 등은 당뇨병을 일으킬 가능성이 크므로 신속

하게 치료해야 한다.

⑧ 약물복용

다음과 같은 약물을 장기간 사용하는 경우에는 당뇨병 소질을 갖고 있는 사람에게 영향을 끼칠 수 있다.

- 신경통, 류마티즈, 천식, 알레르기성 질환 등에 사용 하는 부신피질 호르몬제
- 혈압을 내리고 이뇨작용을 하는 강압 이뇨제
- 경구용 피임약
- 소염 진통제
- 갑상선 호르몬제

⑨ 외과적 수술

위절제 수술 후 당대사에 이상이 생기는 경우가 있다. 따라서 위절제 수술을 받은 사람 이면서, 당뇨병 소질을 갖고 있는 경우는 혈당의 변동을 주의 깊게 살펴야 한다.

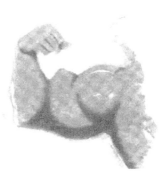

기분좋은 마음 좋은 건강

■ 당뇨병의 증상

혈당이 높아지면 소변으로 당이 빠져나가게 되는데, 이때 포도당이 다량의 물을 끌고 나가기 때문에 소변을 많이 보게 된다. 따라서 몸 안에 수분이 모자라 갈증이 심하며 물을 많이 마시게 된다.

또한, 우리가 섭취한 음식물이 소변으로 빠져나가 에너지로 이용되지 못하므로 공복감은 심해지고 점점 더 먹으려 한다. 당뇨병의 3대 증상은 다음(多飮), 다식(多食), 다뇨(多尿)이지만 이외에도 여러 증상이 있다.

처음에는 살이 찌는 듯하나 점차 살이 빠지고 몸이 여위게 된다. 피로와 권태가 쉽게 온다. 별로 한일도 없는데 나른하고 매사가 귀찮을 때는 당뇨병의 초기 증상으로 의심해 볼 필요가 있다.

피부 증상 부스럼이 잘 생기고 습진이나 무좀 같은 것이 잘 걸리는데 이것은 감염증에 대한 저항력이 약해져서 곪아도 잘 낫지 않는 것이다.

시력장애가 생기는 데 망막증, 백내장, 눈의 조절 장애 등이 오는 수가 있다. 기타 신경증상으로 자율신경 장애로 인해 손바닥이 붉어지기도 하고 변비나 설사가 일어나기도 한다. 잇몸에서의 피의 순환이 나빠져서 잇몸 염증이 일어나고 피가 잘 나며 빠지기도 쉽다. 또한 당뇨병의 증상은 가장 무서운 것은 무증상인데 아무런 증세가 없다가 병이 상당히 진행된 뒤 발견하고 놀라곤 한다.

이외에도 고혈압, 신장염, 뇌졸증, 심장병 등이 합병증을 일으키기도 하므로 위험한 병인 것이다.

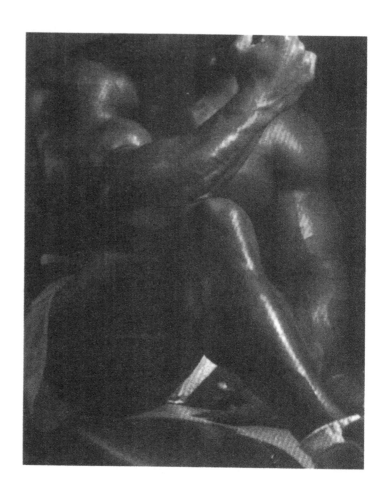

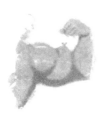
GOODDAY, HEALTH

PART

2

당뇨병의 종류

■ 제1형 당뇨병(인슐린 의존형)

당뇨병 우리나라 당뇨병의 5% 미만을 차지하며 주로 30세이전 소아에서 발생하나, 성인에서도 나타날 수 있다.

급성 발병을 하며 심한 다음, 다뇨, 체중감소 등과 같은 증상들이 나타나고, 인슐린의 절대적인 결핍으로 인하여 케톤산증이 일어난다. 고혈당의 조절 및 케톤산증에 의한 사망을 방지하기 위해 인슐린치료가 반드시 필요하다.

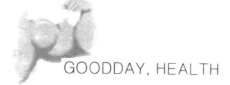

GOODDAY, HEALTH

■ 제2형 당뇨병(인슐린 비의존형)

　제2형당뇨병은 한국인의 대부분을 차지하며 체중정도에 따라서 비만형과 비비만형으로 나눈다.

　생활수준의 향상으로 칼로리의 과잉섭취가 많거나 상대적으로 운동량이 감소하고 많은 스트레스에 노출되면 인슐린의 성능이 떨어져서 당뇨병이 발현되며 계속 조절하지 않을 경우 인슐린 분비의 감소가 따르게 된다.

　주로 40세 이후에 많이 발생하고 반 수 이상의 환자가 과체중이거나 비만증을 갖고 있다.

　인슐린의존형 당뇨병에 비해 임상증상이 뚜렷하지 않고 가족성 경향이 있으며, 특수한 경우 이외에는 케톤산증과 같은 급성 합병증을 일으키지 않고 초기에 식사와 운동요법에 의하여 체중을 감량하고 근육을 키우면 당뇨병이 호전되는 경우가 많다.

■ 임신성 당뇨병

임신성 당뇨병이란 임신 중 처음 발견되었거나 임신의 시작과 동시에 생긴 당 조절 이상을 말하며 임신 전 진단된 당뇨병과는 구분된다.

임산부의 2~3%가 발병하며, 대부분은 출산 후 정상화된다. 하지만 임신 중에는 혈당조절의 정도가 정상범위를 벗어나는 경우 태아 사망률 및 선천성 기형의 이환율이 높으므로 주의를 요한다.

당뇨병의 가족형이 있거나 거대아, 기형아, 사산아를 출산한 분만력이 있는 경우, 그리고 산모가 비만한 경우, 고혈압이 있거나 요당이 나오는 경우는 보통 임신 24주~28주에 간단한 임신성 당뇨병 검사를 받아야 한다.

■ 기타 형태의 당뇨병

　취장질환, 내분비질환, 특정한 약물, 화학물질, 인슐린 혹은 인슐린 수용체 이상, 유전적 증후군에 의해 2차적으로 당뇨병이 유발되는 경우가 있다.

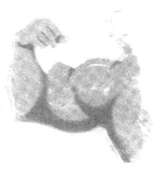

기분좋은 마음 좋은 건강

■ 당뇨병의 진단

당뇨병의 증상은 다양하며 때로는 전혀 증상이 없는 경우도 있다. 따라서 다음과 같은 경우에는 당뇨병에 대한 검사를 해 보는 것이 좋다.

연령·체형: 40세 이상으로 비만한 사람

가족력: 가까운 친척 중에서 당뇨병이 있는 사람

자각증상: 갈증, 다음, 다뇨, 다식, 피로감, 체중감소 등의 증상이 있는 사람

당뇨병이 합병되기 쉬운 질환이 있는 사람: 고혈압, 췌장염, 내분비 질환, 담석증

당뇨병 발병을 촉진하는 약물을 사용하고 있는 사람: 혈압 강하제(다이아자이드계)나 신경통에 쓰이는 부신피질 호르몬인 스테로이드 제품을 장기간 복용하는 사람

(1) 혈당검사

　요당검사 결과 양성이 나오거나 당뇨병의 자각증상 등으로 인해 당뇨병이 의심이 되는 경우는 혈당검사를 하게 된다.

　당뇨병의 진단에 있어 혈당치의 기준은 공복 혈당치 126 mg/dL 이상, 식후 2시간 혈당치 200 mg/dL 이상을 기준으로 한다.

(2) 표준 포도당 부하검사

　아침 공복시에 혈액을 채취하고 포도당을 75 g 경구 투여한 후 1시간, 2시간의 혈당을 측정한다.

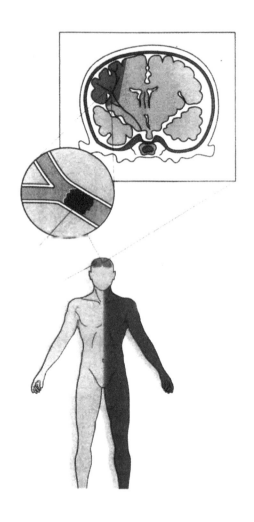

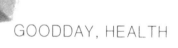

GOODDAY, HEALTH

PART

3

당뇨병의 합병증

■ 급성 합병증

당뇨병으로 인해 발생하는 급성합병증에는 혈당이 지나치게 높기 때문에 나타나는 것과, 반대로 혈당이 너무 낮아져서 나타나는 것이 있다.

(1) 고혈당성 혼수

혈당이 매우 높게 올라가서 심한 탈수와 몸 안의 대사 이상이 초래되어 혼수, 사망에 이르는 위중한 합병증이다.

(2) 케톤산혈증

인슐린 결핍상태가 심하여 당분을 에너지원으로 사용할 수 없게 되면 저장된 지방질을 분해하여 에너지를 얻게 된다.

이때 부산물로 생성된 케톤체가 혈중에 많아져서 나타나 체내의 액성이 산성으로 바뀌면서 호흡과 심박동이 빨라지며 급기야는 의식이 소실되거나 사망할 수 있다.

(3) 저혈당

저혈당이란 혈당이 정상 이하로 떨어지는 상태로 경구 혈당강하제나 인슐린의 가장 흔한 부작용이다.

개인에 따라 저혈당 증상이 느껴지는 혈당 수치는 일정하지 않으나 대체로 혈당이 50~60 mg/dL 이하로 떨어졌을 때 저혈당 증상이 나타나게 된다. 저혈당은 그 증상이 심한 경우 즉시 치료하지 않으면 경련, 무의식, 뇌손상을 유발하여 사망에 이를 수도 있다.

〈저혈당의 원인〉

식사량이 갑자기 줄었거나 식사시간이 지연되었을 경우, 인슐린 주사량이 많았을 경우, 경구용 혈당강하제를 처방량보다 많이 먹었을 경우, 운동량이 평소보다 늘었거나 공복상태에서 운동하였을 경우, 과음을 했거나 빈속에 음주를 했을 경우, 설사나 구토가 심할 경우, 식사나 운동을 규칙적으로 하고 있고 다른 특별한 이유가 없이 저혈당이 자주 발생하는 경우는 사용중인 약물의 용량이 많은 경우이므로 인슐린 주사량이나 경구혈당강하제의 용량을 줄여서 저혈딩이 발생하지 않도록 해야한다.

그러나 약의 용량을 줄일 때는 식사량이 갑자기 줄었거나 식사시간이 불규칙한가를 먼저 살핀 후 약의 용량을 줄여야 한다.

〈저혈당의 증상〉

심한 허기, 식은땀, 빠른 맥박, 어지러움, 손, 발의 떨림, 두통. 전신 무기력, 호흡곤란 등이 나타나고 치료가 늦거나 심한 경우에는 의식을 잃고 혼수로 사망하는 경우도 있다.

〈저혈당의 치료〉

의식이 있는 경우: 빨리 흡수되어 혈당을 올릴 수 있는

단순 당질음식 10~15 mg을 즉시 섭취하고 하던 일을 멈추고 휴식을 취하도록 한다. 예를 들면 콜라 1컵, 오렌지 쥬스 1컵, 각설탕 2~3개를 물에 녹여서, 사탕 3~4개 등 섭취.

의식이 없는 경우: 무리하게 음식물을 먹이려고 하면 음식물이 기도로 넘어가 호흡곤란이나 폐렴을 유발할 수 있으므로 입으로 먹이려고 하지 말고 즉시 가까운 병원으로 옮겨서 치료해야한다.

저혈당에서 회복이 되면 왜 저혈당이 발생했을까 생각해보고 다시 저혈당이 발생하지 않도록 예방하는 것이 중요하다.

가정에서 혈당조절의 정도를 파악하기 위해 요당이나 혈당 등을 규칙적으로 측정해 보는 것이 바람직하다.

이들 검사는 집에서 하고 있는 식사, 운동요법이 잘 되고 있는지 확인하고 치료방침을 결정하는데, 기본적인 자료가 되므로 검사 결과는 기록해 두었다가 병원 진료시 주치의에게 보여드려 치료에 도움이 되도록 해야 한다.

기분좋은 마음 좋은 건강

41

■ 만성 합병증

만성합병증은 일단 발병되면 치료가 어렵다. 따라서 치료보다는 예방하는 것이 최선의 방법이다.

일단 발병되었다고 하더라도 혈당을 정상으로 조절하여 합병증의 진행속도를 늦추어야 한다.

(1) 심혈관계 질환

〈동맥경화증〉

혈관에 다량의 콜레스테롤 증가로 인한 동맥경화로 인하여 뇌출혈, 협심증, 심근경색, 당뇨병성 신증, 망막증 등이 올 수 있다.

〈고혈압〉

정확한 원인은 밝혀지지 않았지만 고혈압과 동맥경화는 상관관계를 가지므로 염분을 줄여 싱겁게 먹는 습관

을 기르고, 콜레스테롤과 동물성 지방, 알코올 등의 섭취
를 줄여야한다.

〈뇌혈관 경색증〉

　동맥경화로 인한 뇌혈관 경화가 원인이며, 손발이 저리
고 불안감, 저항력 악화로 인한 감염증, 화농증 등이 나타
날 수 있다.

(2) 신장질환

〈당뇨병성 신증〉

　당뇨병이 진행되면 콩팥에 손상이 생겨 소변으로 단백
질이 빠져나가게 된다.

　이것이 심해지면 부종이 발생하고, 더욱 진행되면 콩팥
에서 노폐물이 배설되지 않아 만성 신부전이 된다.

43

결국은 요독증에 빠져 혈액투석을 하거나 신장이식 수술을 받아야 한다.

(3) 안질환

〈당뇨병성 망막증〉

안저정맥의 혈관벽이 약해져서 꽈리처럼 늘어나는 미소 정맥류와 혈관에서 나온 진물, 출혈, 신생혈관의 증식이 망막에 발생해서 생긴다.

일단 당뇨병으로 진단 받으면 정밀한 안과검진을 받아야 하며, 최소한 6개월에 한 번은 안저검사를 받아 혈관증식성 변화를 감시해야 한다.

〈당뇨병성 백내장〉

카메라 렌즈에 해당되는 수정체에 혼탁이 일어나 뿌옇게 되고, 마침내는 수정체를 적출하고 도수 높은 렌즈로 바꿔 껴야하는 합병증을 말한다.

(4) 피부질환

〈농피증〉

피부에 침입한 세균이 화농증을 일으키는 병이며, 항상 피부를 청결하게 하고 상처를 내지 않도록 주의.

〈습진〉

체질에서 오기 때문에 전염될 우려는 없다. 당뇨병성 가려움증, 항문, 음부 등에 많이 나타나며, 피부가 발작적으로 가려워지는 증상이다.

〈괴저〉

외상, 화상, 화농의 악화로 생기게 되며, 나타나는 증상은 염증, 수포, 궤양 등을 일으키며 열이 나고 심한 경우 생명을 잃을 수도 있다.

(5) 구강질환

치조농루가 대표적이며, 증상은 치아주변의 잇몸이 치조골을 침해하여 치아가 흔들려서 빠진다.

충치가 많은 중년 이후에 걸릴 확률이 많으며 당뇨인은 증세가 대체로 심한 편이다.

평소에 이닦기와 잇몸 맛사지, 정기적인 치석과 치구 제거도 예방의 한 방법이다. 잇몸이 붓고 피가 잘 나는 사람은 비타민 C를 충분하게 섭취해야 한다.

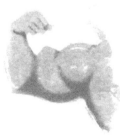

기분좋은 마음 좋은 건강

45

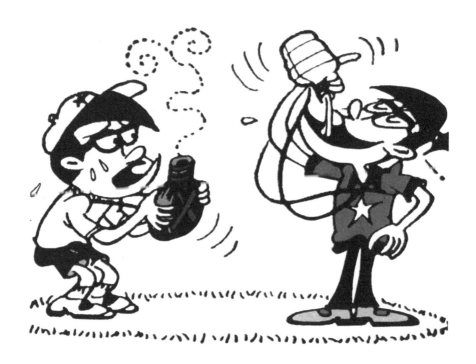

GOODDAY, HEALTH

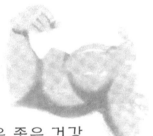

기분좋은 마음 좋은 건강

PART

4

당뇨병의 치료와 예방

■ 치료의 원칙

일단 당뇨병이 발병되면 당뇨병이 아주 없어지는 것, 즉 완치는 불가능하기 때문에, 당뇨병 치료의 목적은 혈당을 정상화시킴으로써 당뇨병으로 인한 증상을 없애고, 급성 및 만성 합병증을 예방하는데 있다.

또한 당뇨병 치료의 목표는 당뇨병으로 인한 모든 대사 장애가 개선이 되어 정상적인 삶을 누리는데 있으며, 현실적으로는 혈당조절 기준에 따라 혈당을 최대한 정상으로 조절하는데 있다.

당뇨병의 치료는 식사요법, 운동요법, 약물요법으로 나눌 수 있으며 약물요법은 항상 필요한 것이 아니지만 식사요법과 운동요법은 어떤 종류의 당뇨병 환자이든 간에 반드시 필요하고 생활화되어야 한다.

성인 당뇨병 치료에 있어서 가장 중요한 것은 식사요법과 운동요법이며, 여기에 약물요법이 추가된다.

▶당뇨병 치료의 원칙은 다음과 같다.

- 가장 기본이 되는 식사요법을 잘 이행한다.
- 매일 규칙적인 운동을 한다.
- 체중을 표준체중 범위내로 조절한다.
- 위의 3가지를 엄격히 시행하여도 혈당조절이 안될 때는 약물요법, 즉 경구용 혈당강하제나 인슐린요법 을 추가한다.
- 당뇨병에 동반된 고지혈증을 정상화 시킨다.
- 합병증 발생을 억제하도록 하며, 이미 발생한 합병증 을 치료한다.

■ 혈당 조절의 기준

식전 공복시와 식후 2시간을 기준으로 하였을 때, 정상인의 경우에는 혈당이 공복시 110 mg/dL, 식후 2시간 140 mg/dL을 넘지 않는다. 당뇨인은 전신 상태, 섭취하는 음식물의 종류와 양, 나이, 합병증의 유무, 스트레스, 기타 동반된 질환 등 많은 여건들에 의하여 하루 중에도 혈당의 변동이 심하고, 매일매일 변화가 있으므로 정상인과는 차이가 있다. 그러나, 공복시 140 mg/dL, 식후 2시간 200 mg/dL를 허용 가능한 수치로 정하고 이를 권장하고 있다. 또한 당화 혈색소를 기준으로 하였을 때는 7% 이하로 조절하도록 권장하고 있다. 그러나, 최근에는 혈당조절기준을 공복시 126 mg/dL, 식후 2시간 180 mg/dL으로 내려서 더욱 엄격히 조절하는 경향이 있다.

혈당 조절의 기준

▶ 혈당이 정상화되면 다음과 같은 효과를 얻을 수
있다.

• 당뇨병으로 인한 증상이 소실된다.

• 표준 체중이 유지된다.

• 당뇨병에 동반된 고지혈증(동맥경화증)도 호전된다.

• 급성 및 만성 합병증이 예방된다.

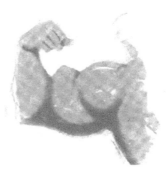

기분좋은 마음 좋은 건강

■ 식이요법

이상적인 체중을 유지하는 것이 목표이다. 자신의 이상 체중을 유지하도록 하기 위하여서는 음식을 섭취하므로써 얻는 열량과 운동을 하므로써 소모하는 열량 (칼로리) 간에 균형이 맞아야 한다. 원칙적으로 어떤 특정 음식을 먹어야 하거나 피해야 할 필요가 없이 정상인과 마찬가지로 음식을 골고루 섭취하여야 하지만, 열량이 많은 음식은 가능한 삼가야 한다.

(1) 올바른 식사방법

① 당뇨식 = 건강식

당뇨병의 식사요법이란 무엇을 특별히 많이 먹거나 못 먹는 것이 아니라 필요한 만큼의 열량에 따라 음식을 골고루 섭취 해야한다. 따라서 당뇨식은 당뇨병의 치료

뿐만 아니라 모든 성인병을 예방하는 이상적인 건강식
이라고 할 수 있다.

② 식사는 규칙적으로

바람직한 혈당조절을 위해 식사는 규칙적으로 하루 세
번 한다.

③ 모든 음식은 골고루

영양소를 골고루 섭취할 수 있도록 다양한 음식을 섭취
한다.

④ 설탕섭취는 금한다.

설탕을 비롯하여 꿀, 사탕 등의 식품은 혈당을 빠르게
올리므로 평소에는 먹지 않는 것이 좋다.

⑤ 기름기 많은 음식의 섭취 제한

육류의 기름은 제거하고 식물성 기름(식용유, 참기름,
들기름)은 적당히 사용한다.

⑥ 섬유소가 풍부한 식사

채소류를 충분히 섭취하고 쌀밥보다는 잡곡으로 식사 하는 것이 혈당조절에 도움을 준다.

⑦ 음식은 되도록 싱겁게

⑧ 체중은 표준체중을 유지하도록

(2) 주의하여야할 음식

설탕이나 설탕이 많이 들어있는 식품과 술은 피힌다.
- 설탕, 사탕, 꿀, 잼, 엿
- 콜라, 사이다 같은 청량음료
- 쵸코렛, 케이크, 양갱, 젤리를 비롯한 과자류
- 모과차, 유자차
- 초코우유, 가당연유, 가당요구르트

(3) 자유롭게 섭취할 수 있는 음식

다음의 음식은 비교적 자유롭게 섭취할 수 있다.
- 음료수: 홍차, 녹차, 토닉워터
- 푸른잎 채소류: 오이, 배추, 상추, 양상추, 샐러리
- 해조류: 김, 미역, 다시마
- 그외: 곤약, 한천, 버섯

• 향신료: 겨자, 식초, 계피, 후추, 레몬

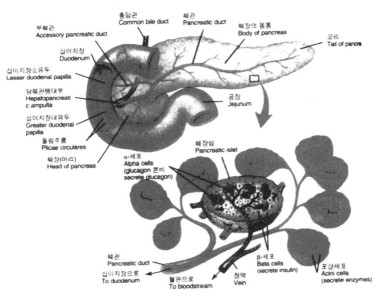

그림 5-54 - 췌장의 구조

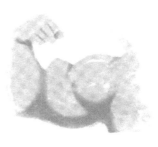

기분좋은 마음 좋은 건강

■ 운동요법

　규칙적이며 적절한 운동은 당뇨병의 치료에 대단히 중요하다.

　적절한 운동은 혈당조절과 체중조절에 도움을 줄 뿐만 아니라 합병증의 예방, 개선에 도움이 되며, 나아가서는 평생 당뇨병을 치료해 나가는데 필요한 지구력과 자신감을 준다.

　운동은 자체로서 혈당을 감소시키며 또 세포에서의 인슐린의 효과도 증가시킴으로 혈당을 떨어뜨리게 된다.

　이미 몸안에 저장되어 있던 지방조직도 분해하고 소모시킴으로 과체중을 줄여주고, 혈중의 지질도 감소시키며 동맥경화를 호전시켜 혈관 합병증의 위험요소를 줄여준다.

　운동은 매일 꾸준히 하는 것이 좋고, 식사 후에 해야 혈당조절 및 체중조절에 효과적이다.

 당뇨병 환자들은 혈관이나 심장의 이상을 가지고 있는 수가 있으므로 역도, 철봉등 숨을 참고 한꺼번에 힘을 몰아서 주는 운동은 가급적 피하는 것이 좋고 지속적으로 균등한 힘이 드는 운동 (달리기, 빨리 걷기, 수영, 자전거 타기, 골프, 배드민턴, 테니스, 에어로빅 등)이 추천된다.
 운동은 자신의 최대 운동능력까지 하는 것보다 1/2~2/3 정도의 강도로 하는 것이 좋은데 정상성인들에서는 맥박이 110-120회 1분 정도 속도로 뛸 정도면 적당하다.
 운동 지속 시간은 30-60 분 정도가 적당한데, 약간 숨이 차고 가슴이 뛰며 땀이 날 정도면 된다.

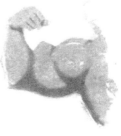

기분좋은 마음 좋은 건강

57

■ 약물요법

혈당을 감소시키기 위하여 복용하는 약물을 '경구혈당 강하제'라고 하며, 주사로 맞는 것을 '인슐린주사'라고 한다.

제 1형 당뇨병 환자들은 인슐린이 절대 부족하므로 반드시 인슐린을 주사하여야 하지만, 제 2형 당뇨병 환자들에서는 진행되지 않은 경우에는 인슐린 분비기능이 비교적 남아 있으므로 인슐린주사가 필요없다.

제 2형 당뇨병 환자들이 경우 식이요법과 운동요법을 1 개월이상 충실히 시행하였음에도 불구하고 혈당조절이 안될 때 경구혈당 강하제가 추천된다.

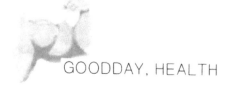

GOODDAY, HEALTH

(1) 경구혈당강하제

① 설폰요소(sulfonylurea)계약물

췌장의 인슐린 분비를 자극하여 혈중 인슐린 농도를 높임으로써 혈당을 감소시킨다.

가장 오래, 널리 사용되어 온 약물로 현재 국내에서도 10개 이상의 제약회사가 제품을 시판하고 있는데, 약제에 따라 그 작용시간이 다소 다르다.

② 바이구아나이드계 약물

췌장의 인슐린 분비를 증가시키지 않고, 간에서 당이 생성되는 것을 억제하며 근육 속으로 당이 더욱 많이 섭취되도록 해주는 약물이다.

이 약물의 장점은 설폰요소계 약물이 초래할 수도 있는

저혈당증을 유발하지 않는다는 점이며 체중의 증가를 억제해 준다는 점이다.

③ 탄수화물 분해효소 억제제

이 약제는 음식물로 섭취된 탄수화물을 분해하여 포도당으로 만드는 소장 내의 효소를 억제하여 소장에서 포도당의 흡수를 억제한다.

그러므로 이 약물도 인슐린 분비를 증가시키지 않기 때문에 저혈당의 위험성이 없어서 식사요법의 보조요법으로 최근 널리 이용되고, 다른 경구혈당강하제와 병용되고 있다.

④ 티아졸린다이온계 약물

역시 인슐린 분비를 자극하지 않고 인슐린에 대한 말초조직의 감수성을 증가시켜 줌으로써 인슐린 작용효과를 증대시켜 혈당을 낮추는 약제이다.

저혈당의 위험성이 없고 다른 경구혈당강하제와 병용하므로써 혈당 조절을 훨씬 더 용이하게 해준다.

(2) 인슐린

제 1형 당뇨병 환자와 진행된 제 2형 당뇨병 환자, 임신 중인 당뇨병 환자, 수술전후의 당뇨병 환자, 당뇨병성 케톤산혈증, 당뇨병성 고삼투압성 혼수 등에서 사용한다.

제 1형 환자에서는 인슐린주사가 평생 필요하지만, 제 2형 환자에서는 반드시 그렇지 않다.

당뇨병이 진행되어 합병증을 많이 동반한 환자에서는 췌장의 인슐린 분비기능이 부족하게 되어 있어 인슐린 주사가 계속 필요할 수 있지만, 그렇지 않은 환자에서는 일시적인 사용으로 혈당조절이 잘되면 중단할 수 있다.

흡수속도가 빠르고 작용지속시간이 짧은 인슐린을 '레귤라 인슐린' 이라고 하고, 천천히 흡수되고 오랫동안 효과가 지속되는 인슐린을 '엔피에이취 인슐린 (NPH insulin)' 이라고 한다. 레귤라 인슐린은 '속효성 인슐린' 이라고 부르기도 하고, 엔피에이취 인슐린은 '지속성 인슐린' 이라고 부르기도 한다.

레귤라 인슐린은 피하 주사할 경우 30분 이후부터 효과가 나타나서 4시간 정도밖에 효과가 지속되지 않아서 일반적인 경우에 사용하기는 불편하므로 엔피에이취 인슐린이 널리 사용되고 있다.

이것의 효과는 16-24 시간동안 지속된다. 그러나, 효과가 2 −4 시간이후에 나타나므로 아침 식사 직후에 효과를 기대할 수 없기 때문에 최근에는 레귤라 인슐린과 혼합되어 있는 '혼합형 인슐린'이 시판되어 널리 이용되고 있다.

(3) 약물 치료시 주의사항

경구혈당강하제중 인슐린 분비를 증가시키는 약제나 인슐린 주사를 사용하는 경우 혈당 농도가 너무 저하되어 갑자기 저혈당증이 발생할 수 있다.

너무 과도한 인슐린 효과로 인해 단시간 내에 혈당치가 급격히 감소될 경우에 발생하며, 이 경우 나타나는 여러 증상들은 저혈당을 극복하기 위하여 체내에서 분비되는 여러가지 호르몬들의 작용으로 인하여 생기게 되는 것이다.

저혈당 증세에 대한 교육이 필요하며 이런 증세가 느껴지면 즉시 자가 혈당측정기로 혈낭치를 검사해보는 것이 필요하고, 즉시 당분이 많은 음료수나 설탕물, 쵸코렛 등을 먹는 것이 필요하다.

그러나, 무엇보다도 약제를 과용하지 않도록 하며 식사를 거르거나 너무 심한 운동을 피하여 저혈당에 빠지지 않도록 예방하는 것이 중요하다.

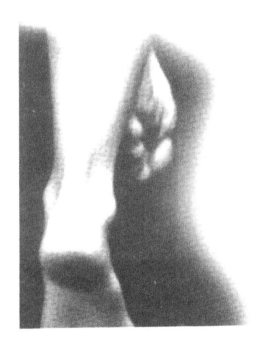

기분좋은 마음 좋은 건강

PART

5

당뇨병과 걷기운동

■ 걷기운동

걷는 일은 모든 운동 가운데서 가장 긴 시간을 점하고 있는 데다가 누구나 쉽게 할 수 있는 최량의 운동이다. 걷는 것은 주로 다리의 운동인데 호흡기 기능도 촉진해 자연히 전신적인 운동이 된다. 또 정신적인 노력을 필요로 하지도 않고 장시간 계속하고 있어도 비교적 피로가 적다. 공기가 좋은 환경이나 조용한 자연 속에서 걷기를 계속할 때에는 신체의 발육에도 매우 바람직한 효과를 가져다 줄 것이다.

그러나 최근 교통기관의 발달과 학습이나 사무 능률의 향상에 따라, 사람들은 점점 더 걷지 않게 되고 또 걷는 것을 좋아하지 않게 되었다. 중년이 지나서부터는 노쇠 현상이 나타나는데, 사람은 먼저 다리부터 늙어간다고 이야기되고 있다. 뿐만 아니라 젊은 때에도 신체 발육의 기반은 다리이기 때문에 이것을 소중하게 여겨 단련할

바르게 걷기

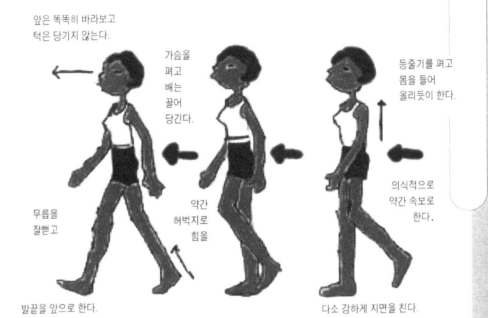

앞은 똑똑히 바라보고
턱은 당기지 않는다.

가슴을
펴고
배는
끌어
당긴다.

등줄기를 펴고
몸을 들어
올리듯이 한다.

무릎을
잘뻗고

약간
허벅지로
힘을

의식적으로
약간 속보로
한다.

발끝을 앞으로 한다.

다소 강하게 지면을 친다.

필요가 있다. 그리고 이 다리에 필요 이상의 부담이나 무리한 짐을 지우는 일 없이 바른 보행을 하도록 마음 쓸 일이다. 여기에 호흡까지 겸하면 금상첨화다.

65

올바른 걸음걸이

보폭은 그 사람의 다리 길이에 따라 좌우되기도 하지만 대체로 60~70cm, 빠르기는 1분 간에 대체로 120보, 즉, 1초에 2보가 적당하다. 어깨와 허리를 전후 좌우로 흔들지 않고 가볍게 율동적으로 앞으로 나아가도록 한다.

가슴을 펴고 엉덩이는 뒤로 빼지 않으며 배를 내밀지 않고 걷는다. 발을 옮길 때에는 가볍게 무릎을 뻗어 발뒤꿈치부터 땅에 댄다. 발끝은 진행 방향으로 똑바로 향하게 한다. 좌우의 보행선은 5~7cm 떨어져 있도록 한다.

머리를 거의 곧게 유지하면서 눈은 똑바로 앞쪽을 본다. 손은 가볍게 양쪽에서 흔들며 다리의 운동을 돕는다. 나아가는 원동력은 허리에 둔다.

기분을 명랑하게 가지고 전신이 하나가 되게 하여 기세 있게 전진한다. 정상적인 걸음을 마음에 두면서 씩씩하게 걷고 있으면 걷는 사람 자신도 심신 모두가 생동적인 기분이 될 뿐만 아니라 다른 사람들에게도 상쾌하고 스마트한 느낌을 줄 것이 틀림없다. 올바른 걸음걸이는 특히 당뇨병 환자나 예방에 필수적인 운동 요법의 하나다.

기분좋은 마음 좋은 건강

이 요가는 당뇨병 예방과 당뇨병
환자에게 필요한 부분을 서술했
다. 다른 부위에도 효과가 있지만
전반적인 당뇨병의 장기에 집중
운동이 되는 부분을 처방한 운동
법이다.

PART

6

당뇨병과 요가

■ 당뇨병과 요가

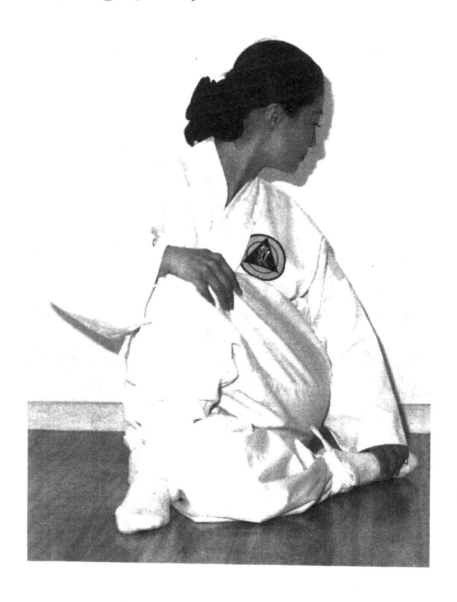

당뇨병은 위의 뒤에도 있는 췌장의 활동이 나쁘기 때문에 일어난다.

그런데 이 췌장은 내장의 제일 속 깊은 곳에 있기 때문에 자극하여 혈액을 보내기가 어렵다.

당뇨병은 합병증을 일으키기 쉽고 고치기 어려운 병이므로 요가를 통해서 예방을 하는 것이 좋다.

<권장 포즈>

배골을 있는 힘껏 뒤로 제껴서 췌장에 울림이 미치도록 하는 '코브라의 포즈', '뻐꾸기의 포즈', '활의 포즈'를. 제낀 뒤에는 '배면 펴기의 포즈'를 해서 등을 편다. 비틀기가 들어간 '만(卍)의 포즈', '트위스트의 포즈'는 잠자리에서 할 수 있기 때문에 아침과 밤에 한다.

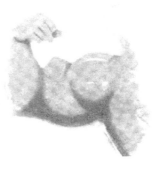

기분좋은 마음 좋은 건강

코브라의 포즈

당뇨병 외 신장병, 자율신경실조증, 전립선 비대의 예방, 인후의 주름, 턱의 늘어짐

등뼈를 제끼고 등뼈와 등줄기에 자극을 주어 인후에서 흉부, 복부를 넓히는 이 포즈는 마치 코부라가 고개를 쳐드는 것 같은 모양을 닮고 있기 때문에 이 이름이 붙여져 있다.

등에의 자극으로 자율신경이 정비되어 췌장이나 신장도 자극되어 인슐린의 분비를 촉진하므로 당뇨병에 좋고 배 언저리도 자극하여 내장을 강화하기 때문에 설사나 변비에 좋은 포즈이다.

남성에게 있어서는 전립선 비대를 예방해 준다.

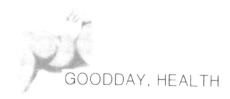

GOODDAY, HEALTH

[자세와 요령]

▼ 팔꿈치는 옆구리에 붙이고 등의 높이로

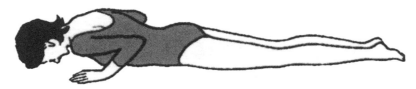

① '엎드려서의 편안한 자세'를 하고 호흡을 정비했으면 팔꿈치를 구부려 양손바닥을 어깨의 옆 바닥에 붙인다. 양다리는 가지런히 하고 발뒤꿈치를 붙인다. 턱을 당기고 이마를 바닥에 붙이고 숨을 토한다.

② 숨을 마시면서 천천히 고개를 들어 등뼈를 1마디씩 일으켜 가며 1마디 마다에 숨을 마신다. 어깨의 힘은 빼고 팔은 〈 모양으로 인후는 뻗어 얼굴을 올리고 눈은 크게 뜬다. 그대로 5~10초 정지한다. 천천히 숨을 토하면서 엎드린 자세로 되돌아가 전신의 힘을 뺀다.

위의 언저리를 부풀린다. ▶

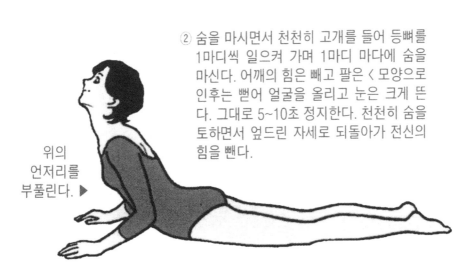

71

뻐꾸기의 포즈

당뇨병 외 자율신경 실조증, 만성설사, 변비, 편도선염, 기관지염, 딸꾹질, 인후(목구멍)나 턱의 늘어짐을 없애준다.

　인후로부터 흉부, 복부를 거침없이 뻗는 것이므로 인후의 혈행이 좋게 되어 당뇨병 외 기침, 편도염, 기관지염 등에 효과가 있다. 횡경막에도 자극을 주므로 딱국질에도 좋다. 인후나 턱의 늘어짐도 없애 준다.

　등뼈를 한마디씩 일으키듯이 하여 자극을 주므로 자율신경을 정비하여 자율신경실조증을 개선한다. 제끼는 것으로 췌장과 신장의 활동을 좋게하기 때문에 인슈린의 활동을 좋게 하여 당뇨병, 바제도병(갑상선의 기능항진, 또는 이상으로 말미암아 갑상선이 붓고 눈알이 불거지는 병)에 효과가 있다. 복부의 자극으로 설사나 변비도 고치는 자세다.

[자세와 요령]

① '엎드려서의 편안한 자세'로 호흡을 정비하고 팔꿈치를 구부린다. 손
   바닥을 바닥에 붙이고 턱을 바닥에 붙인다.

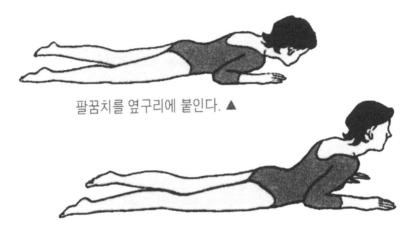

팔꿈치를 옆구리에 붙인다. ▲

② 숨을 토하면서 고개를 올린다.

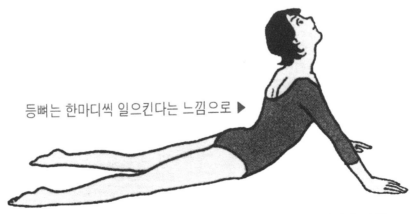

등뼈는 한마디씩 일으킨다는 느낌으로 ▶

③ 등뼈를 일으키며 등을 제낀다. 양팔은 적당히 뻗고 턱도 재낀다. 숨을
   토하면서 원래대로 돌리고 '엎드려서의 편안한 자세'로 취한다.

73

활의 포즈 · 요람의 포즈

당뇨병 외 생리불순, 자궁근종, 난소낭종, 냉증

발을 쥐고 제끼는 일은 일상생활 속에서는 전혀 없는 자세 이기 때문에 자세의 뒤틀림을 교정한다.

활처럼 배골을 제끼므로 자율신경을 조정하여 다시금 강화하고 내장의 활동을 좋게 한다.

췌장 언저리를 지극하여 인슐린의 분비를 촉진시킴으로 당뇨병에 효과가 있다.

부신을 자극하여 부신피질홀몬의 분비를 좋게하여 생리불순이나 냉증, 자궁근종 등 여성을 괴롭히는 증상을 개선한다.

복부의 지방과 둔부의 지방을 제거해 주는 미용 효과도 기대 할 수 있다.

갑상선을 자극하기 때문에 갑상선 항진증인 사람에게는 맞지 않는다

[자세와 요령]

활의 자세

① 엎드려서 호흡을 정비한다. 무릎을 구부려서 발목에 손을 걸어 숨을 조용히 토한다.

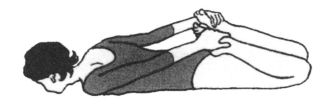

요람의 자세

'화의 자세'를 한 채 몸을 전후로 10회 흔든다.

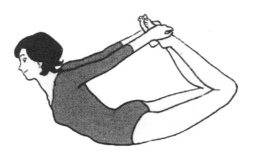

② 숨을 마시면서 팔을 활의 현(그림)처럼 뻗고, 등줄기를 제낀다. 2~3회 행한다. 조용히 ①로 되돌리고 손을 떼고 '엎드린 편안한 자세'로 쉰다.

75

배면 펴기의 자세

당뇨병 외에 자율신경의 조정과 강화 등의 근육의 강화, 감기, 관절 류마티스, 위장 장해, 다리의 군살, 피로를 없앤다.

별명 '생명의 에너지의 원천'이라고도 말하며, 전신의 세포에 활력을 부여한다. 배골의 가운데를 지나고 있는 자율신경에는 내장 등의 활동을 긴장시키는 교감신경과 반대로 긴장을 풀어 주는 부교감신경이 있다. 들여 마시는 숨이 교감신경의 묶음이 모여 있는 제하단전을 자극시키기 때문에 자율신경을 갖추어 강화하기도 하고 위장의 활동을 활발하게 한다.

무릎의 뒤를 상쾌하게 뻗기 때문에 관절 류마티스, 무릎의 통증, 나른함이나 피로, 다리의 군살을 없애준다. 반동을 붙이거나 타인에게 눌러 달라고 하는 것은 금한다.

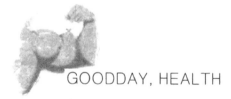

GOODDAY, HEALTH

[자세와 요령]

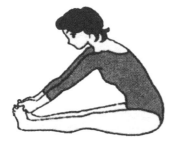

① 양다리를 앞으로 펴고 허리를
　세우고 앉아 두팔을 펴서 인지
　를, 발의 첫 번째 발가락과 두 번
　째 발가락에 걸친다.

보통호흡

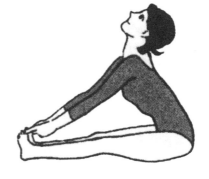

② 숨을 들여 마시면서 상체를
　제낀다.

들여 마신다

③ 숨을 토하면서 상체를 앞으로 눕히고 천천히 호흡을 하고 수초동안 멈추
　고 나서 원래의 자세로 돌아간다.

주: 다른 사람의 힘을 빌려 무리로 구부려서는 안된다.

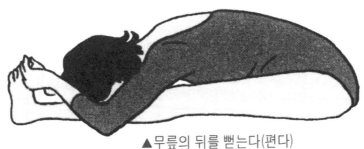

▲무릎의 뒤를 뻗는다(편다)

토한다　　　　**천천히 호흡한다**　　　**멈춘다**

卍(만자)의 자세

'卍의 자세 '라 이름 붙여져 있지만 그 이름에 걸맞는 전신의 강화에 멋진 효과를 지닌 자세이다.

머리, 어깨, 가슴, 허리, 손발 등 전신의 근육을 뻗어, 특히 목줄기에서 귀에 걸쳐서 혈액의 흐름을 좋게 하기 때문에 몸 전체의 상태를 정비 한다.

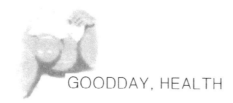

GOODDAY, HEALTH

[자세와 요령]

① 우측을 밑으로 하고 눕는다. 양무릎을 가지런히 하고 뒤로 구부린다. 왼다리를 배와 직각 가까이 까지 구부리고 오른손은 전방으로 뻗는다.

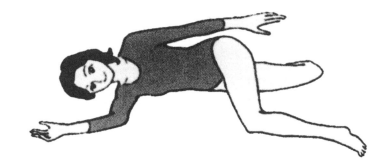

손의 중지를 발의 엄지발가락 뿌리에 댄다. ▶

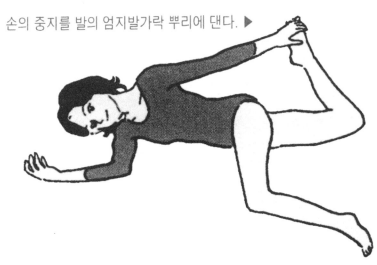

② 왼손을 뒤로 뻗어 왼발 끝에 걸고 발로 손을 당긴다. 전신이 상쾌하게 뻗으면 4호흡한다. 천천히 원래의 자세로 돌아가 반대 측도 똑같이 행한다.

79

트위스트의 자세

당뇨병 외 간장병, 신장병, 늑간 신경통, 감기, 어지러움증, 자율신경 실조증, 요통 등

이 자세는 간장이나 신장, 췌장 언저리를 기분 좋게 뻗어서 혈액을 보내주기 때문에 당뇨병이나 신장병, 간장병에 효과가 있다

몸을 비틀어 뻗기 때문에 자율신경이 정비되어 홀몬의 분비를 촉진시킴으로서 노화방지가 된다. 허리를 비트는 것으로 요통에 좋고 팔을 올려서 가슴을 펴는 것으로서 늑간 신경통에도 좋은 자세이다. 목이나 어깨 언저리의 긴장을 없애고 목에서 위로의 혈행을 좋게 하기 때문에 어깨 결림, 목 뻐근함에 좋고 어지럼증에도 효과가 있다.

등에 상쾌한 자극을 주어서 등의 뻐근함도 없애준다.

① '엎드리는 편안한 포즈를 하고 천천히 복식호흡을 한다.

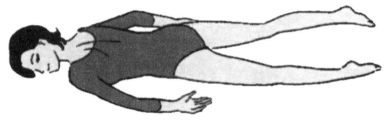

[자세와 요령]

② 상반신을 일으키고 팔꿈치로 받친다.

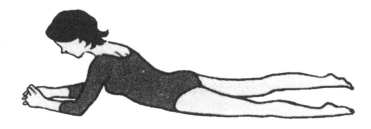

③ 오른 팔은 왼 겨드랑이 밑을 통하여 앞으로 뻗고 옆을 향해 눕는다.

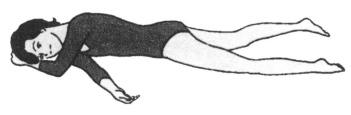

◀ 팔은 움직여서 기분이 좋다고 생각되는 곳을 찾는다.

▼ 다리는 바닥에 부치고 몸을 튼다.

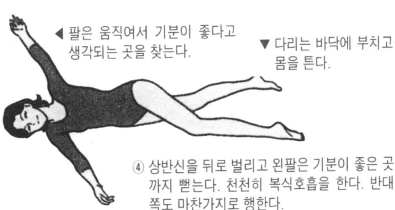

④ 상반신을 뒤로 벌리고 왼팔은 기분이 좋은 곳 까지 뻗는다. 천천히 복식호흡을 한다. 반대 쪽도 마찬가지로 행한다.

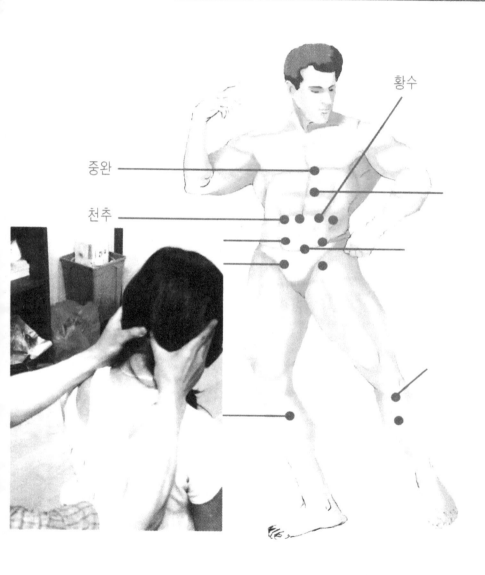

황수

중완

천추

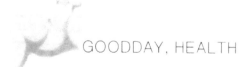

GOODDAY, HEALTH

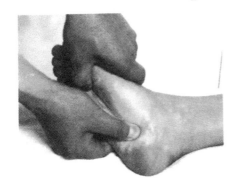

기분좋은 마음 좋은 건강

PART

7

당뇨병과 지압법

■ 지압 포인트

증상

몸이 나른해지고 쉽게 피곤이 쌓인다. 충분한 식사를 햇는데도 살은 안찌고 계속 마른다. 소변의 양이 많고 자주 목이탄다 등은 전형적인 당뇨병이라 할 수 있다. 췌장이 인슐린이라는 호르몬을 분비하기가 어렵게 되는 병이다.

지압의 포인트

당뇨병은 지압요법으로는 직접적으로 인슐린의 분비를 촉진할 수가 없다. 여기서는 당뇨병과 동반되는 모든 증상인 췌장의 기능을 정상화 시킬 수 있는 치료가 주목적이다. 다음 그림의 경혈점을 성심성의것 지압한다.

지압 방법

보통 세기로 10초간 수직으로 3번 누른다.

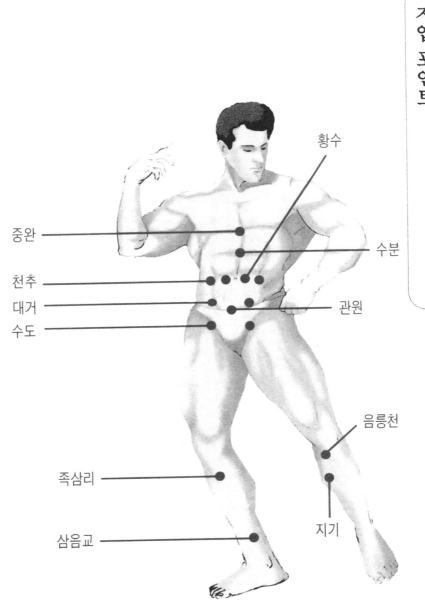

황수

중완

수분

천추

대거

수도

관원

음릉천

족삼리

삼음교

지기

■ 지압 포인트

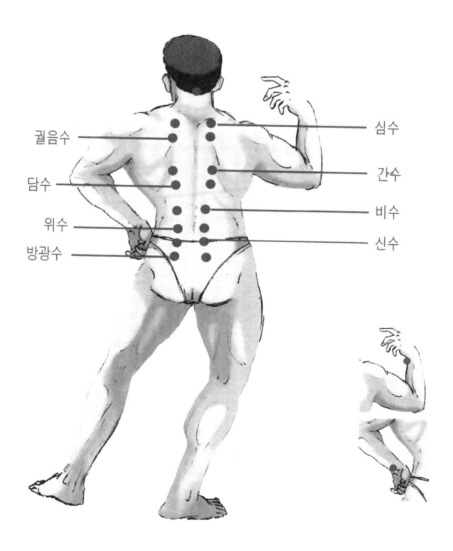

궐음수

담수

위수

방광수

심수

간수

비수

신수

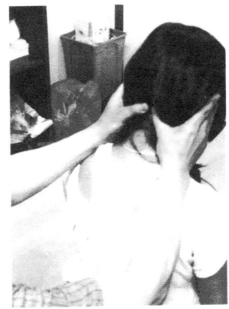

시술자는 피시술
자의 뒤에서 양손
으로 감싸듯이 하
고 엄지손가락으
로 경혈점 천주를
지압한다.

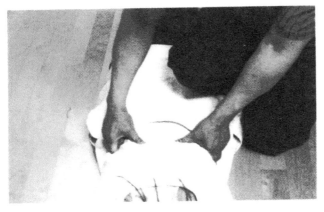

좌우 어깨뼈의 안
쪽에 척추(제11
흉추)를 사이에
둔 양쪽 부분 비
수를 전과 동일하
게 지압한다.

87

■ 당뇨병과 발지압

　　당뇨병은 혈액중의 포도당의 농도가 높아지는 병으로 췌장의 랑게르한스섬(췌장속에 산재하는 섬모양의 내분지 세포군으로 인슐린을 분비한다) β세포로부터 분지되는 인슐린이라는 호르몬의 부족에 의해 일어난다. 초기에는 거의 자각증상이 없고 어느정도 진행되면 몹시 목이 말라 물을 많이 마시며 오줌의 양이 증가하고 몸이 나른하고 여위어 오는등의 증상이 나타난다. 그런데다 진행되면 당뇨병성 망막증, 신증, 신경 장해등 갖가지 합병증을 일으키며 최악의 경우 생명에 관계되는 일도 있다.

　　당뇨병은 유전적인 체질에 과식, 비만, 운동부족등의 요인이 더하여 발증한다 애석하지만 아직 근복적인 치료법은 확립되어 있지 않고 있으나 식이요법과 운동요법에 의해 건강한 사람과 마찬가지로 생활할 수가 있다.

　　당뇨병의 합병증은 혈행 장해에 의한 것이 많기 때문

에 혈액의 순환을 좋게하는 관지법은 예방에 최적이라고 할 수 있다. 식사, 운동요법과 동시에 다음의 수순으로 발의 맛사지를 끈기있게 계속해 준다. 우선 엄지발가락의 아래에 있는 「부갑상선」「갑상선」의 반사구를 잘 주물러 풀어 호르몬의 밸런스를 갖춘다. 다음에 그 약간 아래 발바닥의 안쪽에 있는 「췌장」의 반사구를 손가락으로 눌러 넣듯이 하여 주물러 인슐린의 분비를 돕는다. 마지막으로 「신장」에서 「륜뇨관」「방광」에 걸쳐서의기본 반사구를 강하게 맛사지해 주어야 한다.

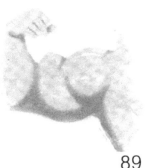

기분좋은 마음 좋은 건강

당뇨병의 진행을 막는 발 주무르기 요법

반사구 위치

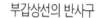 부갑상선의 반사구  갑상선의 반사구

신장, 배뇨관,
방광의 반사구

췌장의 반사구

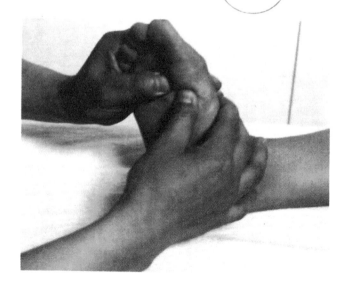

엄지발가락의 뿌리
밑에 있는「부갑상
선」「갑상선」의 반
사구를 손가락을
눌러 넣듯이 주무
른다.

90

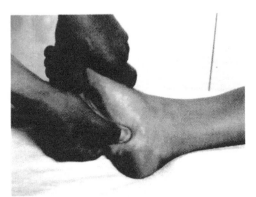

2

발바닥의 안쪽에
있는「췌장」의 반사
구를 잘 주물러서
인슐린의 분비를
촉진시킨다.

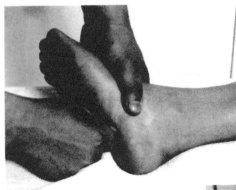

3

「신장」에서「류뇨
관」「방광」에 걸쳐
서의 기본 반사구
를 지각을 사용하
여 주물러푼다.

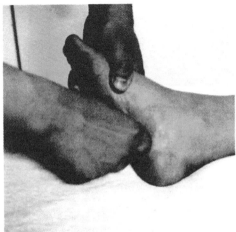

PART

8

얼쑤 덩더꿍 기공체조

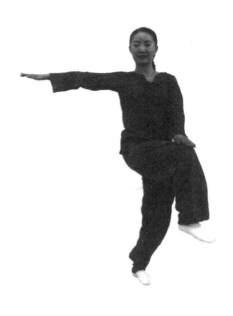

제 1 단계

기초 다지기 체조

훌륭한 건축을 하려면 기초가 단단해야 한다는 것은 상식적이다. 마찬가지 우리의 몸도 운동으로 근육, 관절등을 깨고 부수고 고르게 다져야한다. 바로 1 단계가 기초다지기 체조다

기분좋은 마음 좋은 건강

■ 거북이 걸음과 앉았다 일어서기

자세와 요령

1. 그림과 같이 양 손은 양 귀를 잡고 쪼그리고 앉는
   다. 시선은 앞을 본다. 숨과 마음을 가다듬고 긴장
   을 푼다.
2. 오른발을 앞으로 옮긴다. 이어서 왼발로 교차한다.
3. 박자에 맞추어 8 걸음 걸어 갔다가 다시 뒷걸음질로
   8걸음 원위치로 온다.
4. 원위치로 왔으면 그 상태에서 엉덩이를 45도 각도
   로 들고 숨을 70프로 정도로 들이마신다.
5. 이어서 숨을 내뿜으면서 상체를 곧장 올린다. 이렇
   게 굿거리 장단에 맞추어 8회 반복 실시한다.

의념과 호흡

호흡은 자연호흡으로 평상시와 같이한다. 리듬과 순서
에 입각해서 계속 하다보면 자연히 호흡운영법도 터득하
하게 된다. 오히려 호흡을 잘하려다 자칫하면 잘못된 호
흡을 구축하게 된다.

얼쑤 덩더쿵 기공체조   8

효과

앉은 자세에서 온몸의 체중을 싣고 걸으면 몸 전체의
뒤틀린 관절과 근육이 강력히 이완된다.

자세와 요령

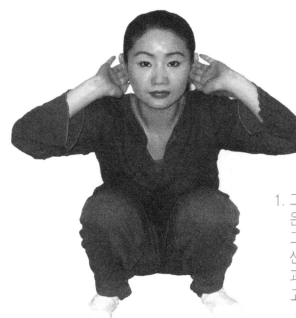

1. 그림과 같이 양 손
은 양 귀를 잡고 쪼
그리고 앉는다. 시
선은 앞을 본다. 숨
과 마음을 가다듬
고 긴장을 푼다

제1단계 기초다지기 체조

95

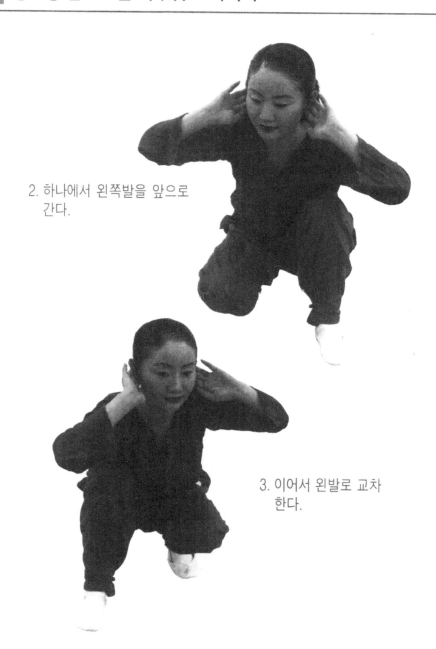

2. 하나에서 왼쪽발을 앞으로
   간다.

3. 이어서 왼발로 교차
   한다.

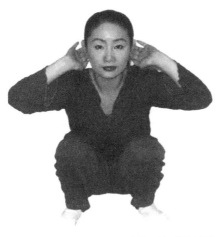

4. 박자에 맞추어 8 걸음 걸어갔다가
   다시 뒷 걸움질로 8걸음 걸어 원위
   치로 온다.

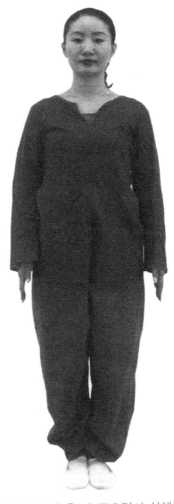

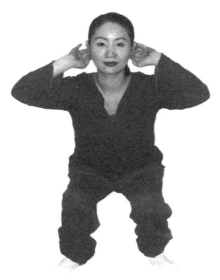

5 원위치로 왔으면 그 상태에서 엉덩
이를 45도 각도로 들고 숨을 70프로
정도로 들이마신다.

6. 이어서 숨을 내 뿜으면서 상체를
   곧장 올린다. 이렇게 굿거리 장단
   에 맞추어 8회 반복 실시한다.

■ 허리 꺾어 펴기

자세와 요령
1. 선 자세에서 호흡과 마음을 가다듬는다
2. 양 발을 어깨 넓이로 벌리고 무릎은 90 긱도로 내린다.
3. 양 손은 가볍게 주먹을 쥐고 마치 봉을 양 손으로 잡아서 양 가슴에 붙일듯 말듯 하듯이 한다.
4. 양 팔굽은 앞으로 내민다.
5. 양 손은 머리 위로 올린다.
6. 허리, 등, 무릎을 낮추면서 박자에 맞추어 조금씩 조금씩 꺾는다. (8박자까지)
7. 이어서 최대로 꺾은 상태에서 양 무릎을 낮추었다가 높였(일어났다, 앉았다)다가 한다. (8박자 반복한다) 머리 위로 올린 손과 어깨로 몸의 중심을 잡는다.

호흡과 의념

전과 동일한 호흡을 한다. 그리고 주의할 점은 허리를 뒤로 조금씩 꺾을 때 의념을 척추가 뒤로 활처럼 휘고 있다고 의념하되, 넘어가지 않도록 조심해야 한다.

효과

우리는 대부분 앞으로 굽힌 상태에서의 활동을 하고 있다. 때문에 허리와 배를 뒤로 펴서 꺾어줄 필요성이 중요하다. 즉 동과 반동성의 황금법칙의 체조법으로 건강과 몸의 균형에 지대한 효과를 얻을 수 있다.

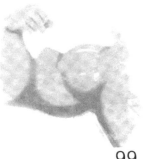

기분좋은 마음 좋은 건강

자세와 요령

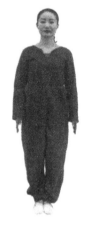

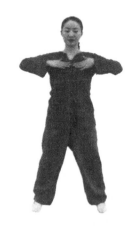

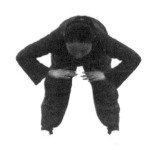

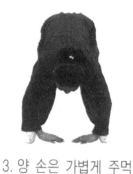

1. 선 자세에서 호흡과 마음을 가다듬는다

2. 양 발을 어깨넓이로 벌리고 무릎은 90도로 내린다.

3. 양 손은 가볍게 주먹을 쥐고 마치 봉을 양손으로 잡아서 양가슴에 붙일듯 말듯하듯이 한다.

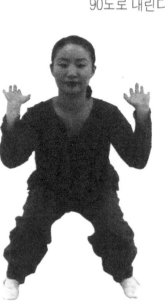

4. 양 팔굽은 앞으로 내민다.

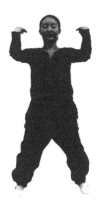 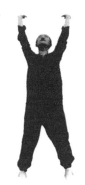 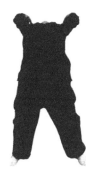

5. 양 손은 머리 위로 올린다

6. 허리, 등, 무릎을 낮추면서 박자에 맞추어 조금씩 조금씩 꺾는다. (8박자까지)

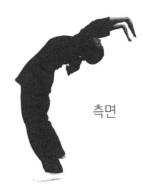

측면

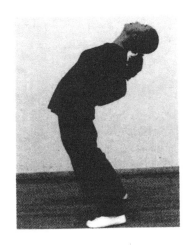

7. 이어서 최대로 꺾은 상태에서 양 무릎을 낮추는데 (8박자 반복한.) 머리 위로 올린 손과 어깨로는 몸의 중심을 잡는다.

■ 무릎 올리기

자세와 요령

1. 양 팔을 양 옆으로 벌리고 호흡과 마음을 가다듬는다.
2. 오른쪽 무릎을 올리며 동시에 왼손을 무릎으로 내리면서 무릎과 마주친다.
3. 이어서 무릎과 손을 바꾸어 전과 동일하게 실시한다. (8회 박자에 맞추어 반복해서 실시.)

호흡과 의념

호흡은 전과 동일한 자연호흡에 무릎을 최대로 올린다. 손과 무릎이 마주칠때 호흡을 내뿜으면서 강하게 마주친다는 의념을 갖는다.

효과

골반과 허리는 물론 아랫배 내지는 단전에 강력한 운동이 된다. 그러므로 장, 특히 변비에 큰 효과를 볼 수 있다.

자세와 요령

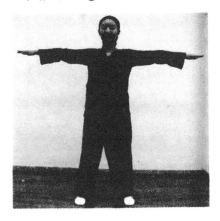

1. 양 팔을 양 옆으로 벌리고 호흡과 마음을 가다듬는다.

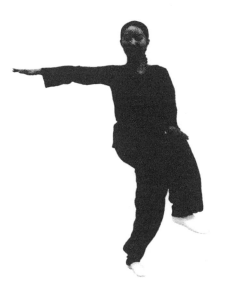

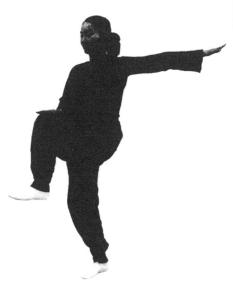

2. 오른쪽을 올리며 동시에 왼손을 무릎으로 내리면서 무릎과 마주친다.

3. 이어서 무릎과 손을 바꾸어 전과 동일하게 실시한다. (8회 박자에 마추어 반복 실시.)

103

■ 허리 꺽어 펴기

자세와 요령

1. 선 자세에서 온몸의 긴장을 풀고 호흡과 마음을 가다
듬는다.
2. 하나에서 양 손을 가슴으로 가져온다.
3. 동시에 양 손바닥을 가볍게 허리를 굽혀 바닥에 댄
다. 이어서 둘에 약간 허리를 폈다가 반동을 이용해
서 강하게 바닥에 댄다.
4. 셋에 양 손을 들고 무릎을 약간 내린다.
5. 넷에 오금과 허리 양 손을 쭉 올린다.
6. 다섯에서 쭉 올린 팔과 함께 우측 옆으로 허리를 꺾
는다.
7. 동시에 왼쪽 손바닥을 오른쪽 발등에 댄다. 이어서
여섯에 허리를 약간 움추린다. 동시에 다시 힘있게
손바닥을 발등에 댄다.
8. 이어서 일곱 여덟에 그림과 같이 원위치로 돌아온다.

다음은 같은 순서로 좌측으로 실시한다. 장단은 굿거리 장단이나 아니면 속으로 4박자로 구령을 붙여도 된다.

호흡과 의념

자연 호흡을 한다. 엎드릴 때는 숨을 들이쉬고 힘을 가할 때는 숨을 내뿜는다. 양 손바닥을 바닥에 처음으로 댈 때는 가볍게 한 다음 두 번째는 반동을 이용해서 강하게 한다. 이경우는 처음부터 강하게 허리를 꺾으면 무리가 올 수도 있기때문에 가볍게 풀어 준다.

효과

허리 다리 어깨 등을 이완시킨다.

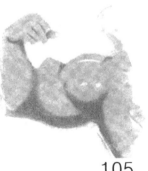

기분좋은 마음 좋은 건강

105

자세와 요령

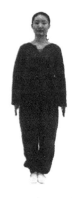

1. 선 자세에서 온몸의 긴장을 풀고 호흡과 마음을 가다듬는다.

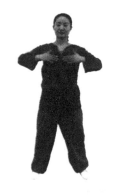

2. 하나에서 양 손을 가슴으로 가져온다.

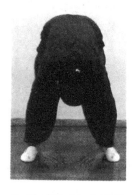

3. 동시에 양 손바닥을, 가볍게 허리를 굽히며 바닥에 댄다. 이어서 둘에 약간 허리를 폈다가 반동을 이용해서 강하게 바닥에 댄다.

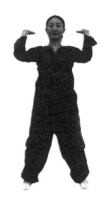

4, 이어서 셋에 양 손을 들고 약간 무릎을 내린다.

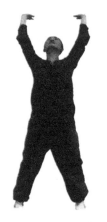

5. 넷에 오금과 허리 양 손을 쭉 올린다.

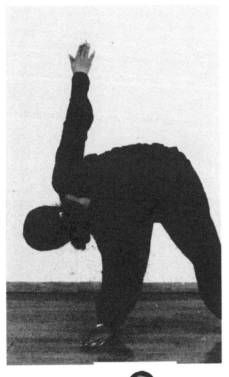

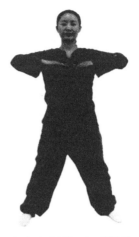

7. 다섯에 왼쪽 손바닥을 오른쪽 발등에 댄다. 이어서 여섯에 허리를 약간 움추렸다가 다시 힘있게 손바닥을 발등에 댄다.

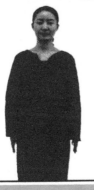

8. 이어서 일곱 여덟에 그림과같이 원위치로 돌아온다. 다음은 같은 순서로 좌측으로 실시한다. 장단은 굿거리 장단이나 아니면 속으로 구령을 붙여도 된다.

■ 손을 발꿈치에 대기

자세와 요령

1. 선 자세에서 호흡과 마음을 가다듬는다.
2. 하나에서 왼쪽 다리는 뒤의 옆으로 벌리고 동시에 앞 가슴으로 양쪽 손바닥을 모으면서
3. 둘 셋 넷까지 손을 대각선으로 벌리고 넷에 왼쪽 뒷발을 올리며 왼손과 마주친다.
4. 넷에 왼 손과 왼발을 뒤로 들어 마주친다.
5. 이어서 손과 발을 바꾸어 네 박자로 다음 순서들을 반복해서 실시한다.

호흡과 의념

호흡은 전과 동일하게 자연호흡을 한다.

효과

팔 다리 허벅지와 무릎에 운동이 된다.

자세와 요령

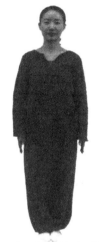

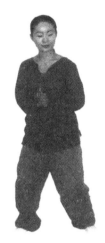

1. 선 자세에서 호흡과 마음을 가다듬는다.

2. 하나에서 왼쪽 다리는 뒤의 옆으로 벌리고 동시에 앞가슴으로 양쪽 손바닥을 모으면서 둘 셋 넷까지 손을 대각선으로 벌리고 넷에 왼쪽 뒷발을 올리며 왼손과 마주친다.

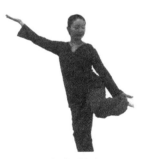

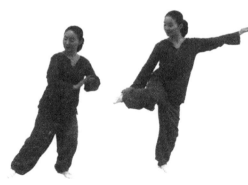

3. 넷에 왼손과 왼발을 뒤로 들어 마주친다.

4. 이어서 손과 발을 바꾸어 네 박자로 반복해서 실시한다.

■ 접시 돌리기

자세와 요령

1. 다리는 자기 어깨 넓이로 벌린다. 양 손은 허리 옆에 가볍게 대고 긴장을 푼다.
2. 오른손을 앞으로 내민다. 손바닥은 위로 하여 물이 가득 찬 접시를 바쳐 들었다고 의념을 둔다.
3. 가득 찬 물을 손바닥에 올려놓고 머리 위로 올린다. 우측으로 향한다.
4. 그림과 같이 뒤로 돌린다.
5. 머리 위에서 완전히 돌린다
6. 머리 위에서 완전히 돌린다음 다시 내리다 보면 자연히 그림과 같이 몸이 숙여지게 된다.
7. 그대로 허리춤까지 손을 가져온다.
8. 원위치로 돌아온다. 8박자 속에 오른손을 돌려준다.
9. 이어서 손과 방향을 바꾸어 반대로 전과 동일하게 실시한다.
10. 11, 12, 13, 반대의 순서로 8 박자로 실시.

110

호흡과 의념

자연호흡으로 움직이면서 자연히 호흡을 배우게 된다.

효과

이 체조법은 머리 끝에서 발끝까지 효과를 주는 전신운동이다. 지금끼지 부분 부분 깨부수고 했던 것을 가볍게 전신을 고루는 전체성이기도 하다.

자세와 요령

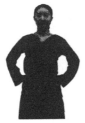

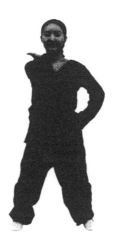

2. 오른손을 앞으로 내민다. 손바닥은 위로 하여 물이 가득 찬 접시를 쥔다 라고 의념을 둔다.

1. 다리는 자기 어깨 넓이로 벌린다. 양 손은 허리옆에 가볍게 대고 긴장을 푼다.

111

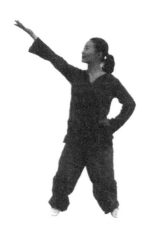

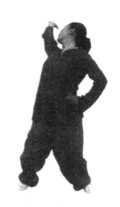

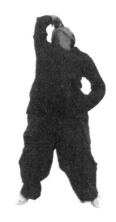

3. 가득 찬 물을 손바
   닥에 올려놓고 머
   리 위로 올린다. 우
   측으로 향한다.

4. 그림과 같이 뒤로
   돌린다.

5. 머리 위에서 완
   전히 돌린다.

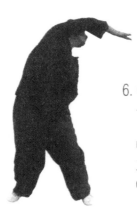

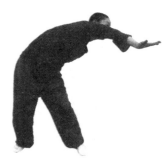

6. 머리 위에서 완
   전히 돌린 다음
   다시 내려다보
   면 자연히 그림
   과 같이 몸이 숙
   여지게 된다.

7. 그대로 허리춤까지 손을 가
   져온다.

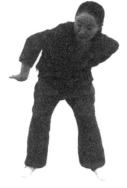
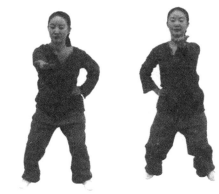

9. 이어서 손과 방향을 바꾸어 반대로 전과 동일하게 실시한다.

10. 11. 12. 13. 반대의 순서로 8 박자로 실시.

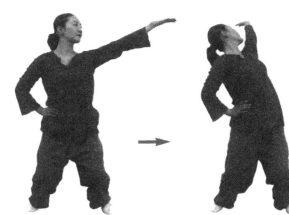
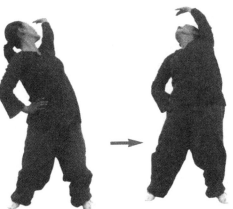

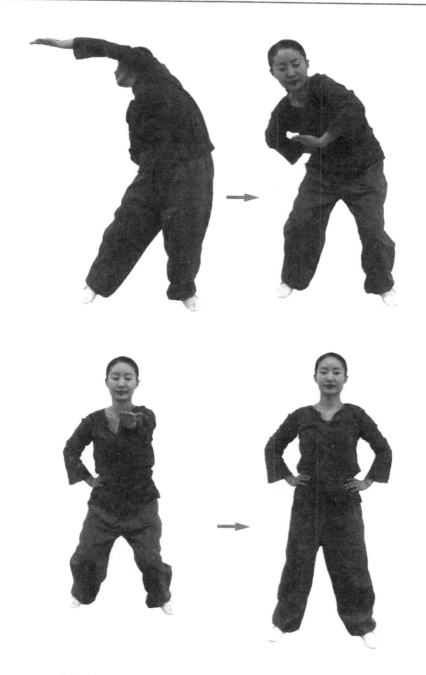

제 2 단계

기 모으기

전술한 1단계에서는 건축물을 부수고 깨고 곧바르게 기둥을 세웠다. 2단계는 건축을 고르게 하는 과정이다. 한마디로 말해 우리몸을 닦고 갈아서 본격적인 기를 축적시키는 과정이다.

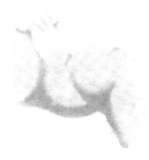

■ 학 날개 펴기

자세와 요령

자세와 요령은 그림에 설명한 내용을 참고할 것.

호흡과 의념

이 체조법은 본격적인 동공 체조법으로 순서와 리듬에 정신을 집중한다. 의념은 온몸에 천기, 지기, 자연의기등이 내 몸에 빨려들어오고 있다는 느낌에, 움직임은 리듬을 타고 기에 의해서 흐르고 있다고 의념을 둔다.

효과

전신에 기를 골고루 축적시키고 나아가서는 나쁜 기를 배출시킨다.

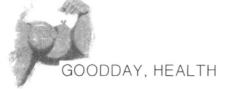

GOODDAY, HEALTH

자세와 요령

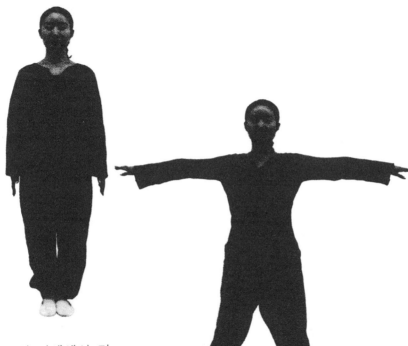

1. 선 자세에서 마음과 호흡을 가다듬어 긴장을 푼다.

2. 한 박자에 양 팔을 옆으로 수평되게 벌린다.

117

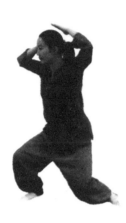

3. 그림과 같이 오른손은 우측 옆으로 내밀고 왼손은 머리 뒤로 가져간다,

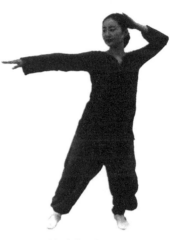

4. 왼발은 뒤로 빼면서 몸의 체중을 왼발에 실린다. 이 세 가지 동작을 하나에서 동시 에진행한다.

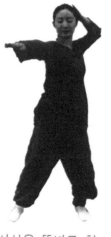

5. 시선은 똑바로 한 채 앞의 손끝을 주시하면서 6박자까지 좌축으로 몸만을 움직인다.

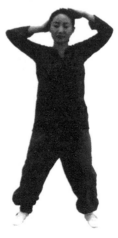

6. 7-8박자에서 손과 다리를 교차한다.

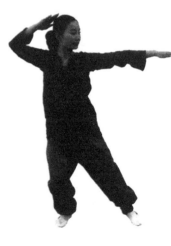

7. 손과 발이 교차되었으면 다시 6박자까지 오른쪽으로 옮기고

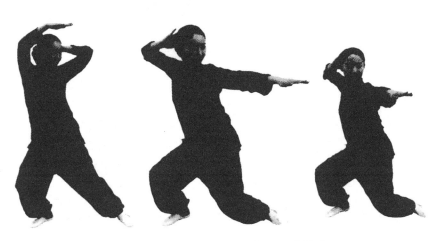

8. 7- 8박자에 손
　　발을 교차
　　하면서

9. 무릎을 45도 각도로 내린다.

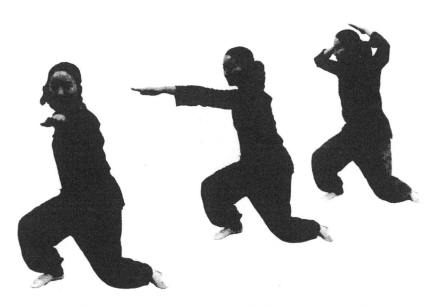

10. 8에서 한 박자 속에 오른팔을 뿌려 준다.

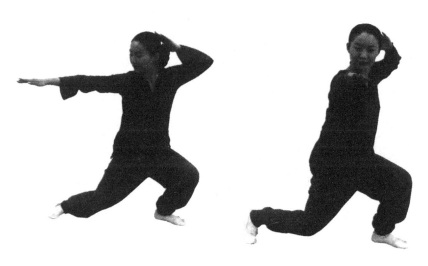

11. 12. 13, 낮게 앉아 뿌려수었으년 전과 농일하게 8박자에 진행하
고 다시 손과 발을 바꾸어6 박자 진행 후 7-8박자에서 무릎을
바닥에 대면서 날개를 편다.

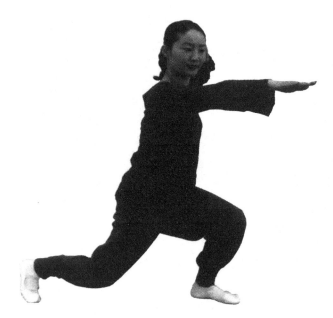

제 2 단계   기 모으기

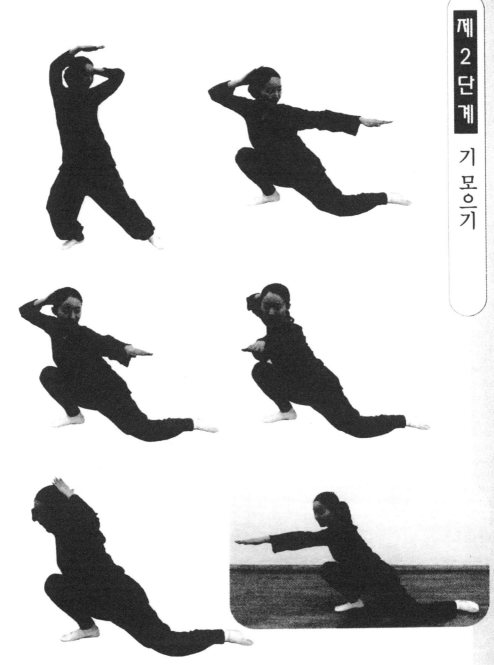

121

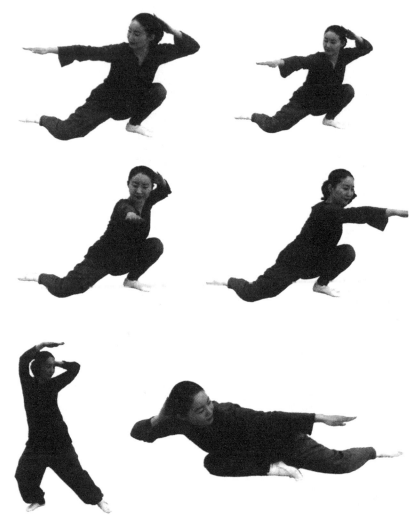

14, 15. 16, 17, 18, 이번에는 양 무릎을 바닥에 대고 전과 같은 방법으로 8박자 8박자 실시하고 이어서 중간 16박자로 처음에 시작한 방법 등으로 자세를 높였다 낮추었다가 한다.(3단계로 높이, 중간, 아주 낮은 자세) 이어서 한호흡에 원위치로 돌아와 처음처럼 다시 시작한다.

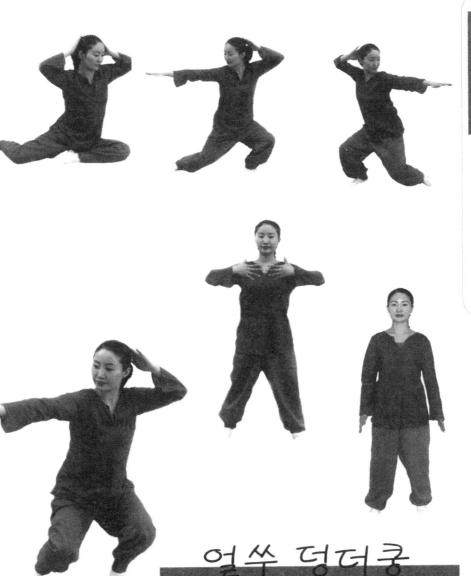

얼쑤 덩더꿍

■ 숨 고르기

자세와 요령

1. 똑바로 선 자세에서 호흡과 마음을 가다듬는다.
2. 그림과 같이 양 발은 어깨 넓이로 벌리고 팔은 양 옆으로 벌린다.
3. 손바닥을 위로 하고 리듬에 맞추어 양 손바닥을 천기 자연의 기 등이 빨려들어오고 있다고 의념을 두면서 머리 위로 올린다.
4. 양 손을 머리 위까지 올렸으면 머리 정수리(백회)로 기를 넣는다는 의념을 갖는다.
5. 머리부터 얼굴로 가슴으로 손바닥을 내린다. 손바닥과 얼굴 가슴 사이는 달락 말락 하되 기가 손바닥과 같이 딸려 내려가고 있다고 의념을 둔다.
6. 가슴에서 하단전까지 내린다.
7. 하단전까지 내렸으면 기를 짜서 양쪽 발바닥 용천혈로 내린다. 8박자까지 진행한다.

124

기모으기

8. 이어서 양 무릎을 90도 각도로 내리고 양 손은 각기
   무릎 위에 올려놓는다.
10. 이어 바대로 실시, 8박자까지 반복 한다.

호흡과 의념

  호흡은 자연호흡으로 한다. 손바닥이 가까이 닿는 부분
에서 손바닥의 기가 당겨져 내린다는 의념을 강렬하게
둔다.

자세와요령

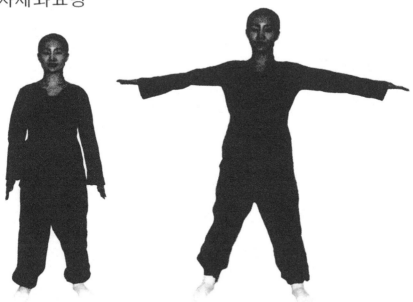

1. 똑바로 선 자세에
   서 호흡과 마음을
   가다듬는다.

2. 그림과 같이 양 발은 어깨 넓이로 벌리고 팔
   을 양 옆으로 벌린다.

125

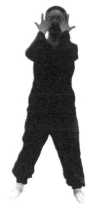

3. 손바닥을 위로 하고 리듬에 맞추어 양 팔의 손바닥으로 천기 자연의기 등이 빨려들어 오고 있다는 의념을 두면서 머리 위로 올린다.

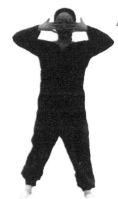

4. 양 손을 머리 위 까지 올렸으면 머리 정수리 (백회)로 기를 넣는다는 의념을 갖는다.

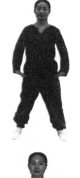

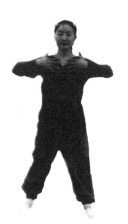

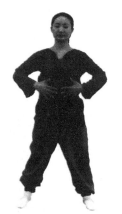

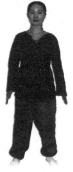

5. 머리부터 얼굴로 가슴으로 손바닥을 내린다. 손바 닥과 얼굴 가슴 사이는 달락 말락하되 기가 손바닥과 함께 빨려 내려가고 있다는 의념을 둔다.

6. 가슴에서 하단전 까지 내린다.

7. 하단전까지 내렸으면 기를 짜서 양쪽 발바닥 용천혈로 내린다. 8박자 까지 진행한다.

제 3 단계 　뒤풀이

제2단계에서 기를 모으고 축적 시켰으면 뒤풀이, 말 그대로 온몸의 근육과 관절을 이완시키고 잠 재한 사기를 모두 털어내는 체조다.

■ 업드려 발목 잡아 걷기

자세와 요령

1. 그림과 같이 허리를 굽혀 양 손으로 양 발목을 잡는다.
2. 한 박자에 왼발을 앞으로 옮긴다. 고개와 시선은 오른쪽 으로 향한다.
3. 이어서 원위치로 온 다음
4. 오른쪽으로 바꾸어 8박자 실시 후 뒷걸음질로 8박자 실 시한다.

호흡과 의념

자연호흡에 리듬과 순서에 준하면 된다.

효과

제2단계에서 경직된 뼈와 근육 이완으로 허리와 무릎, 어 깨 등에 스트레칭이 된다.

자세와 요령

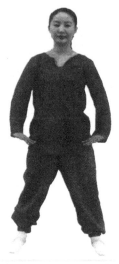

1. 그림과 같이 허리를 굽혀
   양 손으로 양 발목을 잡
   는다.

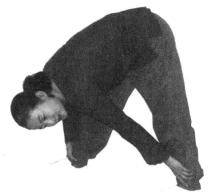

2. 이어서 원위치로 온 다음

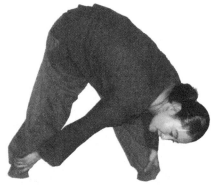

3. 오른쪽으로 바꾸어 8박자
   실시 후 뒷걸음질로 8박
   자 실시한다.

■ 거북이 걸음과 앉았다 일어서기

자세와 요령

1. 차렷 자세에서 호흡과 긴장을 푼다.
2. 하나에서 그림과 같이 손 을 모아 몸을 굴린다.
3. 그림과 같이 왼발을 들고 동시에 대각선으로 양 팔을 편다.
4. 둘에서 그림과 같이 손을 모으고 발을 가볍게 들어
5. 그림과 같이 반대로 대각선으로 손을 벌린다 이렇게 4박자까지 되풀이한 다음
6. 4박자에서 한 발 들어 4 박자까지 돌아 원위치로 온다
7. 이어서 반대로 4박자 실시한다.
8. 이번에는 뒤로 똑같은 방법으로 16박자 실시한다.

호흡과 의념

호흡은 자연 호흡으로 의념은 박자와 순서에 몰입하면

서 뛴다. 체내의 모든 사기를 훌훌 털어버린다는 생각을 갖는다.

효과

팔다리 전체에 운동이 되며 특히 한 발 들고 중심을 잡아 뛰기에 몸 균형 잡기에 큰 도움이 된다. 다른 체조에 비해 격동적인 체조로 기의 흐름과 마음의 격렬함을 주입시키는 훈련이기도 하다.

자세와요령

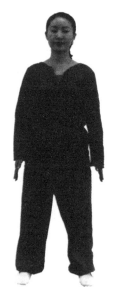 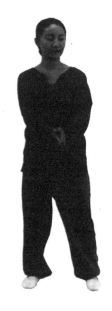

1. 차렷자세에서 호흡과 긴장을 푼다.

2. 하나에서 그림과 같이 손을 모아 몸을 굴린다.

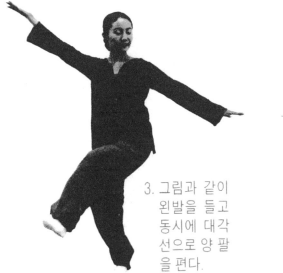

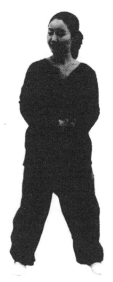

3. 그림과 같이
   왼발을 들고
   동시에 대각
   선으로 양 팔
   을 편다.

4. 둘에서 그림과 같
   이 손을 모으고 발
   을 가볍게 들어

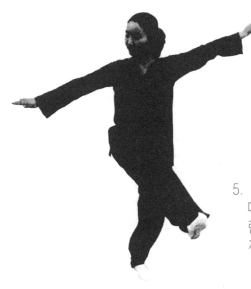

5. 그림과 같이 반대로
   대각선으로 손을 벌
   린다, 이렇게 4박자
   까지 되풀이한 다음

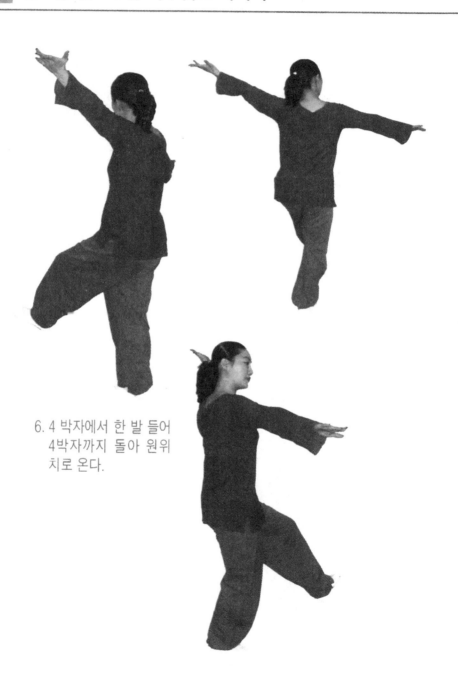

6. 4 박자에서 한 발 들어
   4박자까지 돌아 원위
   치로 온다.

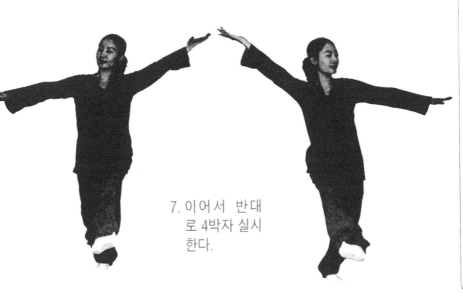

7. 이어서 반대
   로 4박자 실시
   한다.

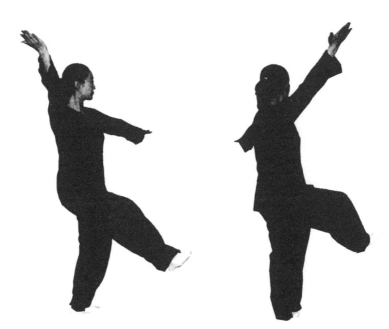

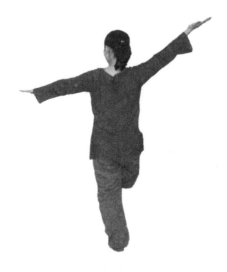
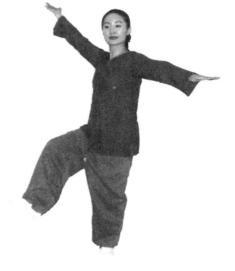

8. 이번에는 뒤로 똑같은 방법으로 16박자 실시한다.

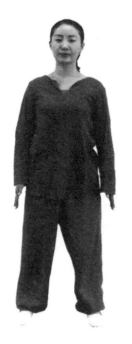

■ 손뼉치기

자세와 요령

1. 자연스럽게 선 자세에서 호흡과 긴장을 푼다.

2. 그림과 같이 하나에서 오른발로 뛰면서 양 팔을 옆으로 벌린다.

3. 발을 바닥에 디디는 동시에 그림과 같이 손뼉을 친다. 고개는 반대로 한다. 온몸의 무게를 손벽치는 우측에 실린다.

4. 둘에 발은 앞으로 계속 진행하되 손등으로 손을 마주친다. 이어서 3박자에 손뼉, 4박자에 손등을 친다.

5. 다섯에 자세를 바꾸어 왼쪽으로 진행.

6. 왼쪽으로 전과 동일하게 진행한다.

7. 이렇게 4박자까지 반대로 실시하고 다시 전과 동일하게 반대로 4박자 실시한다.

호흡과 의념

호흡은 자연호흡으로 하되 앞으로 나갈 때 온몸을 우

측으로 던지면서 강하게 손뼉을 친다.

효과

손바닥은 우리 심장의 축소판이라고 할 만큼 우리 인체의 중요한 부분이기도 하다. 이 체조의 목적은 손바닥 손 등의 운동으로 당뇨병 외 소화, 혈압 환자에게 지대한 효과를 볼 수 있다.

자세와 요령

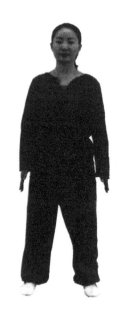

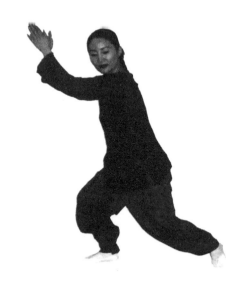

1. 자연스럽게 선 자세에 서 호흡과 긴장을 푼다.

2. 그림과 같이 하나에서 오른발을 뛰면서 양 팔을 옆으로 벌린다.

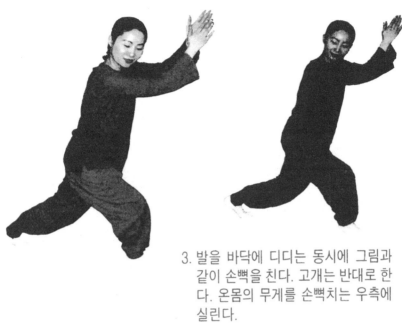

3. 발을 바닥에 디디는 동시에 그림과
   같이 손뼉을 친다. 고개는 반대로 한
   다. 온몸의 무게를 손뼉치는 우측에
   실린다.

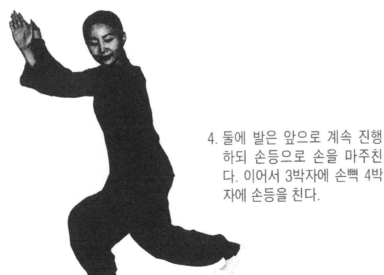

4. 둘에 발은 앞으로 계속 진행
   하되 손등으로 손을 마주친
   다. 이어서 3박자에 손뼉 4박
   자에 손등을 친다.

137

5. 앉아서 전과 동일하게 실시한다.

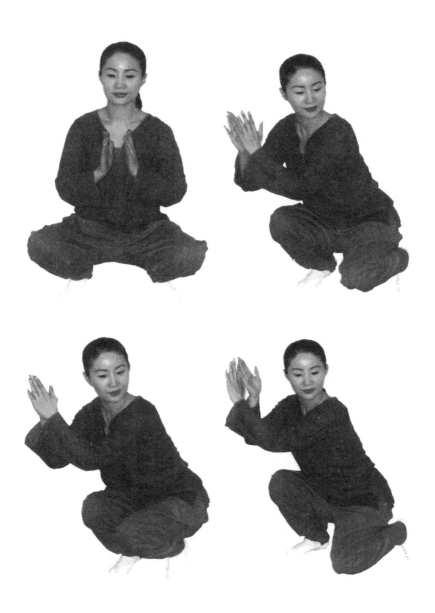

뒤풀이

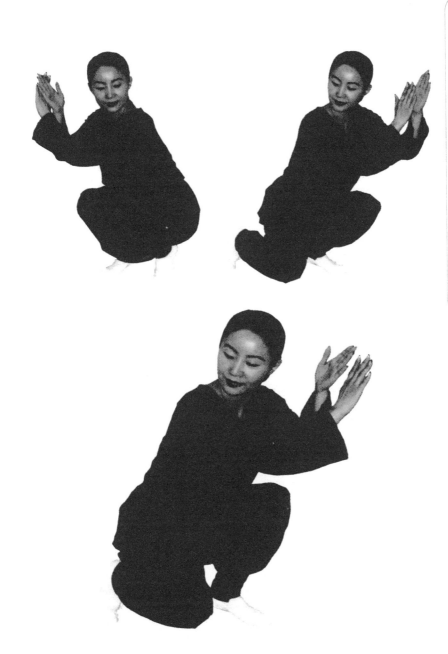

얼쑤 덩더쿵 기공 체조란

얼쑤덩더쿵 선체조법은 화랑선공에서 동공(動功)이라고도 한다. 움직이면서 근관절을 이완시키며 호흡법과 마음 공부를 동시에 하는 공법이다. 우리 고유의 춤사위와 체조를 혼합 변형하여 개발한 체조다. 신명나는 우리 고유의 덩더꿍, 굿거리 등의 장단에 맞추어 덩실 덩실 춤사위의 체조를 한다. 부드러움 속에 강한 힘이 소용돌이 치고, 빠른 곡에서 빠르게 좀 과격하게 근육을 이완시켜주며 모든 폐기를 밖으로 발산한다. 한마디로 말해서 온몸에 자연의 기를 모았다가 빠른 음악에서 폐기를 내뿜는다. 장단에 맞추어 움직이면서 정신을 집중시키는 것은 자신의 호흡을 통하여 장단을 생각하면서 자기의 몸과 신체를 느끼려 할 때 가능해진다. 이렇게 정신이 집중되어 있을 때 선체조에 몰입되어 자신의 호흡을 통한 최고 최저의 상태를 자유롭게 유지하면서 동적 수련 방법을 터득하게 된다. 이와 같은 몸 공부를 통해 인내와 끈기의 심성을 기르고 자기의 고통을 참아 자아를 완성시킨다. 이렇게 형을 완성하여 기(氣)를 모으고 기를 모아서 신을 기르고 신을 잊어서 허(無)를 키운다. 이 운동을 통해 신체의 균형을 유지 내지 교정하고 오장육부의 기능 강화를 통하여 건강을 추구할 수 있다. 본 체조법만으로도 당뇨병 치료와 예방에 맞춤 운동법이라해도 과언은 아니다.

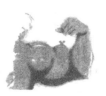

GOODDAY, HEALTH

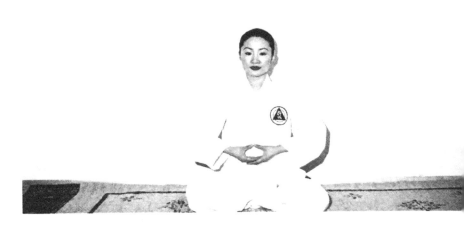

제2장
기공법으로 당뇨병 정복

기공이 왜 당뇨병에 좋은가

현대의학의 연구결과 분노, 초조, 긴장, 우울등의 감정이 지나치면 암, 당뇨병, 고혈압, 관동맥성심질환, 부정맥,위, 십이지장궤양, 결장염, 변비,바세도우씨병, 월경불순, 임포텐스, 편두통, 견통, 신경성, 피부염 등 여러가지 질병에 걸리게 됨을 알려주고 있다. 이 질병들은 현재 모두가 심인성으로 판명되고 있다.

화랑선공은 자연을 원칙으로하며 연공할 때는 의념으로 유도하여 전신의 근육과 뼈, 혈관, 신경을 모두 완전하게 방송상태에 있게하여 몸을 편안하게 해야한다. 또한 자연호흡과 자기조절을 행하여 기를 조화시키지 않으면 안된다. 나아가 의수하여 일념으로 만념을 대체하고 최종적으로는 무념의 상태로 만들어 마음을 입정상태에 들어가게해야 한다. 따라서 연공으로 대뇌피질에 대해 억제적인 보호작용을 하고 과도하게 흥분되어 있는 대뇌피질의 세포를 적극적으로 조정한다. 그 결과 신경계통의 협조능력을 높이고 에피네프린의 분비 증가, 호흡수와 심장박동수의 증가, 혈관확장, 혈압상승등 과격한 반응을 순화하여 인체의 생리적 과정을 가장 좋은 상태로 이끌어 건강을 촉진하기 때문이다.

PART

1

기공의 기초 지식

■ 기공의 개념

1. 기(氣)는 어디에 있으며 기공(氣功)이란

기(氣)는 에너지이며, 따라서 눈에 보이지도 않고 만져볼 수도 없다. 예로부터 지금까지 기(氣)에 대한 정확한 정의는 내려질 수 없으며 여러 학자들의 다양한 주장이 있을 뿐이다. 하지만 기(氣)는 우리가 존재하듯이 모든 만물에 충만해 있다. 기(氣)는 부단히 변화하고 움직이는 신비한 에너지인 것이다. 또한 기(氣)는 인간 생명 전체와 자연계 모두를 좌우하는 중요한 결집체이기도 하다. 그것의 특징은 질량이 가장 작은 단위, 즉 초미량으로 되어 있으며 속도는 초광속성으로 가장 빠르며 시간과 공간을 초월하는 초물질적인 존재다.

오늘날 사람들이 흔히 말하는 기(氣)란 크게 두 가지로 나누어진다고 할 수 있다. 하나는 크고 넓은 의미로 본

유형(有形)의 기이고, 다른 하나는 좁은 의미로 본 무형(無形)의 기(氣)다. 넓은 의미로서의 기(氣)란 보통 사람들이 눈, 귀, 코, 입 등 몸으로 감촉할 수 있고, 좁은 의미로서의 기(氣)란 그와는 달리 의력(意力), 영감(靈感), 심체(心體)로써만 느낄 수 있다. 이 두 가지 의미로서의 기(氣)는 동시에 존재하며 서로 간섭하고 교차하며 시시각각으로 변화하면서 긴밀히 관계한다. 대자연계와 인체 내에는 이와 같은 기(氣)들의 운동과 변화가 무수히 많다.

예를 들자면 비(雨)가 내리는 것은 누구나 보고 느낄 수 있는 일이다. 하지만 비(유형의 기)가 내리기 전에 무형의 기(氣)가 먼저 땅에 내린다. 때문에 어떤 환자들은 관절이 아프다든가 숨이 가쁘고 숨이 막히는 등의 이상한 느낌을 받는다. 이것은 무형의 기(氣)의 작용이라고 할 수가 있다. 사람의 몸은 유형이고 관념은 무형이다. 따라서 우리의 관념은 우리의 행위를 통제한다. 그러므로 기공수련을 효과적으로 하면 몸과 마음을 다스릴 수 있는 능력을 갖게 된다. 한마디로 공(功)은 기(氣)를 수련하는 데 드는 정성을 뜻한다. 따라서 기공(氣功)은 삼조(三調)를 통해서 인체 내외의 기(氣)를 잘 조화시켜 무병장수를 이루려는 일종의 건강법이라고 할 수가 있다. 여기서 삼조(三調)란 조신(調身), 조식(調息), 조심(調心)을 이르는 말이다.

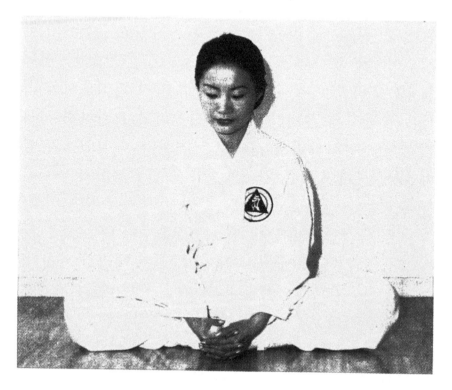

2. 기공(氣功)의 작용

　　장기적인 긴장 상태는 여러 가지 질병을 유발시킨다. 그러나 이러한 긴장 상태를 풀어 주는 여러 가지의 공법이 몸과 마음을 이완시켜 완전 건강을 유지할 수 있도록 도와준다. 기공을 하면 흥분 상태에 있던 대뇌피질의 활동이 억제 상태로 들어가므로 충분한 휴식을 취할 수 있게 되며, 교감신경과 부교감신경의 조절 능력을 높여 주기 때문에 대뇌 활동이 안정되어 기혈을 조절하고 마음을 진정시킬 수가 있다.

　　사람이 기공태(氣功態 : 기를 수련하는 상태)에 들어가면 체내에 진기(元氣), 내기(內氣), 정기(正氣)가 살아나 원활히 순환되고 에너지를 강화시키므로 체내의 저항력과 자연 치유력이 높아져 사기(邪氣 나쁜 기운, 병 기운 등)를 몰아낼 수가 있다. 또한 체내에서의 기혈의 흐름과 팔촉(八觸)을 느낄 수 있다. 팔촉이란 몸이 커지거나 작아지고 가벼워지거나 무거워지고 뜨겁거나 차가워지고 가렵거나 저리는 등의 여덟 가지 느낌을 이르는 말이다. 기공을 하면 칠정(七情 : 일곱 가지 인간의 마음)을 조절하여 심성이 바르게 된다. 기공의 수련은 도덕의 수양과 관계되기 때문이다. 마음을 깨끗하고 바르게 할 때, 기공 수련도 그만큼 깊이가 더해질 수 있으며, 아무리 공력이

147

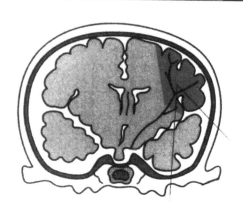

높은 기공사라 할지라도 올바른 가치 기준이 없고 마음
이 문란해지면 공력도 자연히 떨어지는 것은 당연한 일
이라고 하겠다. 인체는 매우 큰 잠재능력을 갖고 있는 에
너지의 창고이다. 사람의 대뇌세포는 약 140-160억 개
정도인데 평소에 쓰여지고 있는 세포는 10억-20억 개를
넘지 못한다. 즉 대뇌 능력의 10%-20% 정도만 활용되
고 나머지 80%~90%는 개발되지 못하고 있는 것이다.
기공수련이 깊어지면 사람에 따라서는 여러 가지 생리
적인 신비한 능력을 나타내기도 한다. 예를 들면 맥박의
수를 조절하고 몸을 사용하지 않고도 물건을 운반하는
등 사실적으로나 형태, 과학적으로는 해석하기 어려운
기묘한 현상, 즉 초능력이 나타난다. 또한 기공은 내장의
원활한 활동과 신체의 기능을 높여 주어 당뇨병 환자나
예방 향상에도 큰 도움을 주는데 앞서의 예를 볼 때 이는
당연한 일이라 하겠다.

148

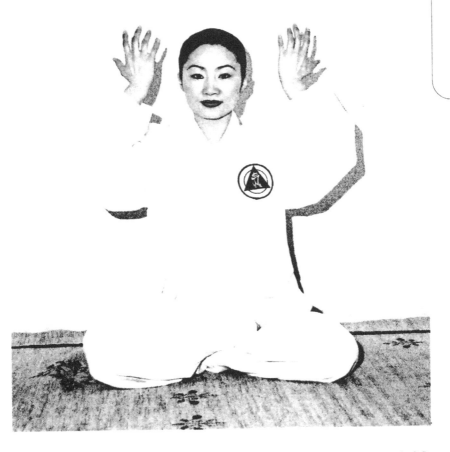

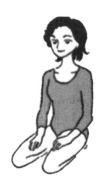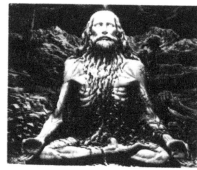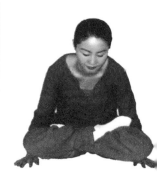

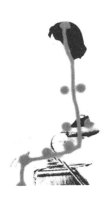

PART
2
기공의 자세

자세의 종류와 분류

천지인삼재(天地人三才) 삼합(三合)의 원리(原理)에 입각하여 서서 하는 기공(氣功)을 직립공(直立功)이라고 하고 하늘(天)에 가름하고 앉아서 행(行)하는 기공을 좌공(坐功)이라고 하며 사람(人)에 가름하고 누워서 행하는 기공을 와공(臥功)이라 칭하며 이를 땅(地)에 가름하였다.

■ 직립공(直立功) 자세

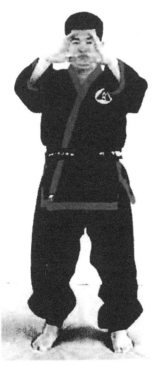

직립공은 많은 기공법(氣功法) 가운데 가장 기본이 되는 중요한 동작이다. 모든 동물들 가운데서 사람만이 직립보행(서서 보행) 동물이기에 선 자세로서 기공을 연마한다.

서서 하는 직립공은 모든 기공 법의 주춧돌이 되므로 초입문자 (初入門者)라도 일 주일 정도만 연공하면 기감(氣感)이 생기는 것을 느끼게 된다.

선 자세는 유파에 따라 여러 가 지가 있으나 그 중 가장 기본적이 고 효과 있는 자세를 화랑선도에서도 행한다.

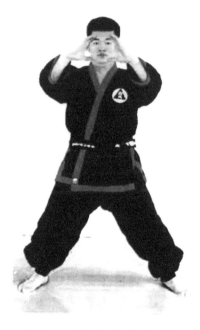

자연식(自然式), 삼원식(三圓式), 하안식(下按式)이 있다. 이 세 가지 방식은 무릎을 구부려 자세를 높게 유지하는 것으로 무릎 뒤쪽 각도를 170도가 되게 하는 것으로서 체력 소모가 비교적 적으므로 병약자나 노인들이 많이 행한다.

둘째 중위식은 고위식이나 저위식의 중간으로 무릎 뒤쪽 각도를 약130°가 되게 하는 것으로 건강한 사람과 초보자도 여기서부터 시작한다.

셋째 저위식은 무릎뒤 쪽 각도를 최저 90도까지 구부려 자세를 가장 낮게 하는 방법인데 그러니만큼 체력 소모가 많으므로 익숙해진 건강인들이 한다.

건강한 사람일지라도 처음부터 저위식을 하기보다는 중위식부터 시작하여 숙달된 후 저위식으로 행하는 것이 좋다.

몸을 차렷 자세처럼 똑바로 세우면 방송하기 힘들다. 말의 뒷다리처럼 마보 자세가 가장 적합하다. 마보 자세를 취할 때는 무릎을 굽힘과 동시에 미골(尾骨)을 그냥 밑으로 힘을 빼어 조금 구부린 듯이 한다. 몸무게의 중심

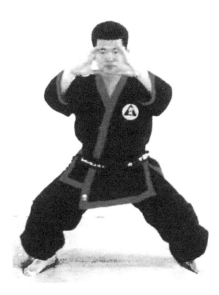

은 양 다리 중간에 온다. 나무 줄기를 얼싸안은 자세일 때도 손과 가슴의 거리가 60㎝ 가량 되도록 한다. 무릎은 고위식. 중위식, 하위식 중에서 알맞는 방법을 택한다.

삼원식 – 삼원이란 세 개의 원 즉 족원(足圜), 비원, 수원(手圜)을 가리킨다. 자세는 전과 동일하며, 양 발끝을 안 쪽으로 돌려 팔자형을 만든다.

한쪽 발뒤꿈치에서 엄지발가락 다른 쪽 발뒤꿈치를 연결하는 선이 원(반원)을 이루게 한다. 이것이 족원이고 다음은 양 팔을 앞으로 들어올린 후 팔꿈치를 구부려 무엇을 얼싸안은 듯한 자세를 취한다. 이것은 비원이다. 그런 후 양 손바닥을 안쪽으로 향하게 하고 열 손가락 사이를 모두 벌려 마치 큰 공을 잡고 있는 듯한 모양을 만든다. 수원이다. 양 손은 눈의 거리가 약 30㎝ 정도이고 손을 가슴 높이까지 내려 큰 나무 줄기를 얼싸안은 자세일 때도 손과 가슴의 거리가 60㎝ 가량 되도록 한다. 무릎은 고위식, 중위식, 하위식 중에서 알맞는 방법을 택한다.

하안식 – 기본 요령은 전과 동일하다. 다만 팔꿈치를 구부려 양 손을 앞으로 펴 드는 것만이 다르다. 팔뚝(하박부)을 수평이 되게 하고 손바닥을 아래로 향하게 하여 밑으로 내리누르는 듯한 자세를 취한다. 손가락 사이는 모두 벌리고 고위식, 중위식, 하위식 중에서 택일한다.

직립공의 여러가지 자세들

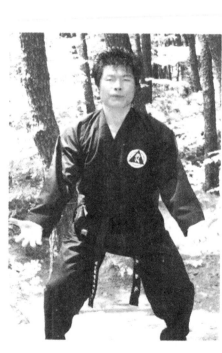
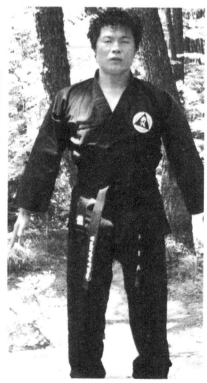

직립공 자세

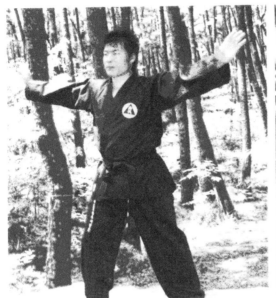

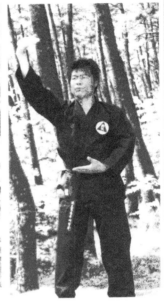

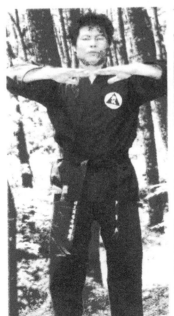

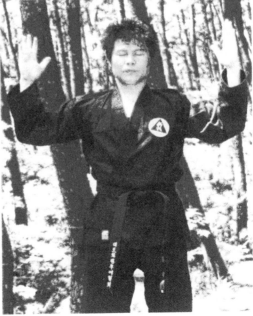

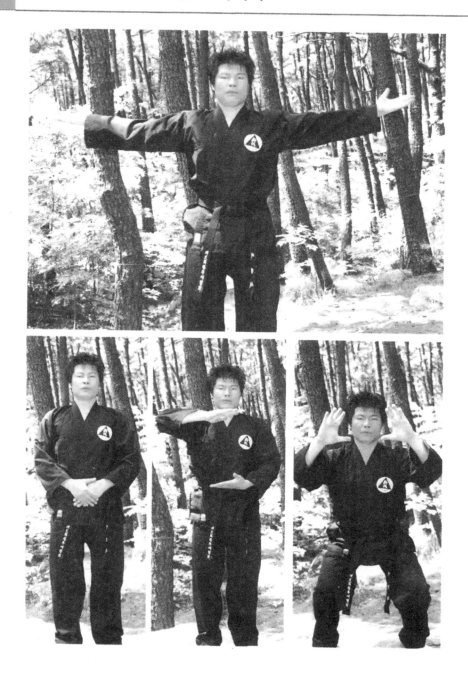

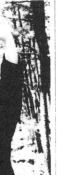

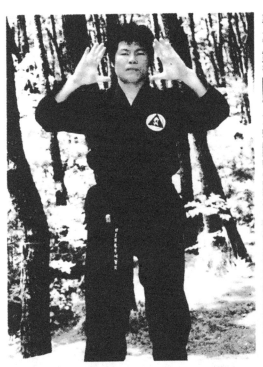

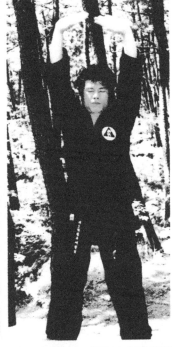

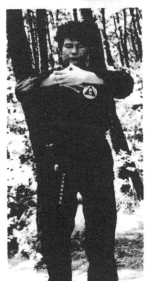

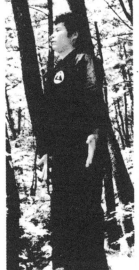

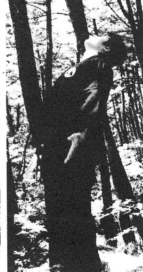

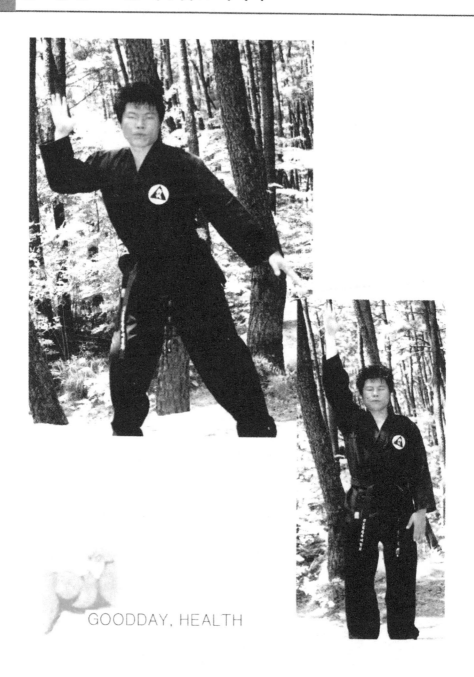

GOODDAY, HEALTH

■ 좌공법(坐功法) 자세

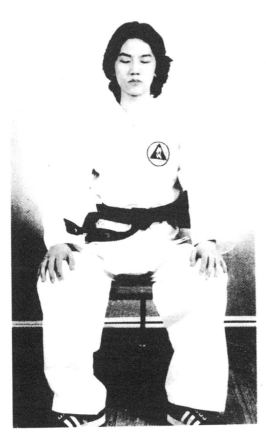

정좌(正坐)란 글자 그대로 바른 앉음새란 뜻이다. 정좌의 자세는 의자에 걸터앉는 자세(좌선공)를 비롯하여 결과부좌와 반가부좌, 무릎 좌(坐), 양 발 뻗기, 편족좌, 쪼그림좌 등이 있다.

좌선공 - 걸터앉은 의자의 높이는 적당한 것이 좋은데 나무 의자가 좋다. 양 발의

161

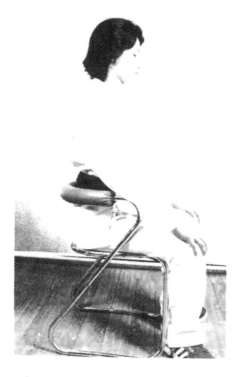

어깨 넓이로 벌리고 허벅지는 수평을 유지하며 정강이는 허벅지와 직각이 되도록 구부린다.

양 발은 평행하게 하여 바닥에 붙이고 바닥에서 떨어지지 않도록 주의한다. 양 손의 손바닥은 아주 자연스럽게 허벅지 위에 놓는다.

머리와 목은 반듯이 펴고 양 눈은 반쯤 감은 채 전방을 수평으로 바라본다. 좌식으로 연공할 경우 대개는 등받이에 기대지 않지만 체력이 약하여 지탱하기 어렵거나 기대는 쪽이 쾌적할 때 또는 기대는 것이 방송하기 쉬울 때는 기대고 연공해도 무방하다. 기댈 경우에는 부드러운 모포 같은 것으로 등받이를 감싸는 것이 좋다.

좌식에 의한 연공은 입정이 쉽고 체력이 그다지 소모되지 않으므로 당뇨병,고혈압, 심장병, 기타 질병으로 오래 서 있지 못하는 사람에게 적합하다.

결가부좌

좌선은 머리로 생각하는 것이 아니고 기해 단전(배꼽 아래 7세치)의 힘으로 이루어지기 때문이다. 그런데 다리가 짧은 사람이나 다리에 살이 많은 사람은 결가부좌를 하기가 불편하니 부득이 반가부좌를 하는 수밖에 없다.

몸가짐이 이미 정해지고 호흡도 고르게 된 연후에 아랫배를 관방(寬放), 즉 너그럽게 하고 그리고 힘을 듬뿍 주고 일체의 선악을 생각하지 말라. 그러기 위해서는 신상

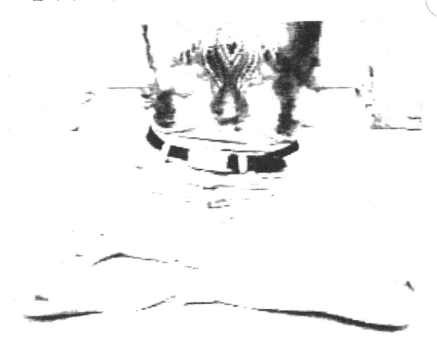

(身相), 기해, 사량(思量)의 순으로 조정해 나간다. 신상은 좌상(坐相), 즉 앉음새를 말한다. 앉음새의 가장 안정된 좌상은 피라미드형이다. 바로 결가부좌의 좌상이 그에 해당된다. 똑바로 앉아 두 무릎을 50도 정도 펴고 앉는데 전신의 중량이 모두 아랫배로 가기 때문에 장시간 동안 앉기는 곤란하다.

그러나 앉음새의 표준 체형으로 결가부좌하게 되어 있다. 결가부좌는 오른쪽 발을 왼쪽 넓적다리 위에 당겨 붙여 놓고, 왼쪽 발을 오른쪽 넓적다리 뒤에 교차적으로 얹으면 된다. 그런데 두 발 다 바짝 당겨서 하복부에 붙여야 한다.

이 때 두 발이 같은 각도로 교차할 것과 그리고 두 무릎에 깐 좌표에 딱 밀착하도록 해야 한다. 어느 쪽 무릎이건 조금이라도 뜨면 몸이 안정되지 않는다. 두 무릎이 좌표에 닿지 않으면 닿을 때까지 엉덩이에 좌표를 높이 깔도록 한다. 오른발을 왼쪽 다리 위에 얹어 놓는 것을 반가부좌라 한다. 반대로 해도 된다. 이것 외에 무릎좌(꿇어 앉는 꼴) 에는 발가락을 꺾어 앉는 법과 발목을 바닥에 높여 깔고 앉는 법이 있다.

편족좌(한쪽 무릎 세워앉기), 쪼그림좌(쪼그려 앉기) 등 여러 가지의 앉는 행공법(行功法)이 있다.

164

좌공법 자세

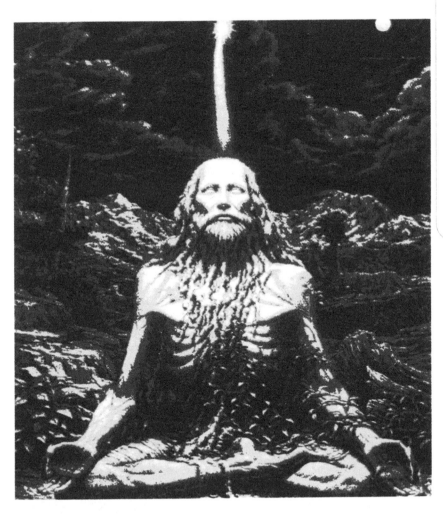

앉음새의 순서

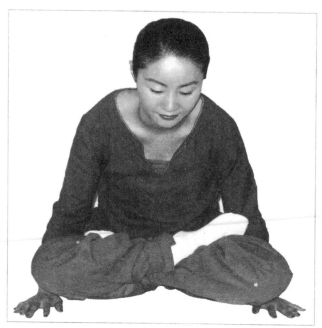

그림과 같이 결가부좌 자세에서 앉은채

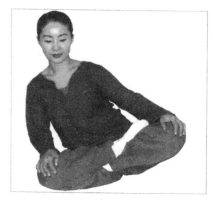 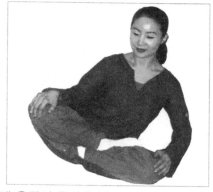

그림과 같이 좌 우로 몇차례 움직여 중심을 잡는다.

166

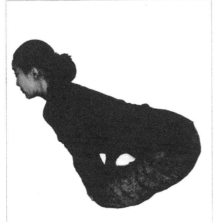
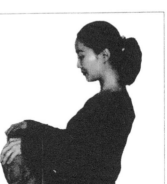

이어서 앞. 뒤로 움직여 중심과 안전한 자세를 잡은 다음

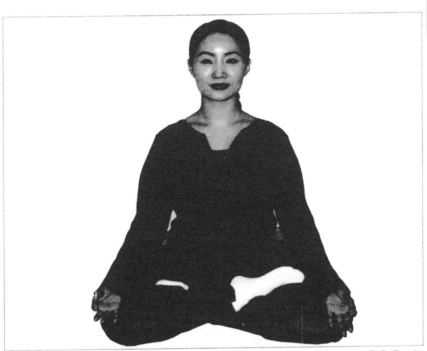

호흡을 가다듬고 가볍게 웃움을 뛰우며 연공한다. 좋은 기분으로 웃움을 지으면 모든 근육이 부드럽게 이완된다.

167

앉는 자세의 종류와 손 처리

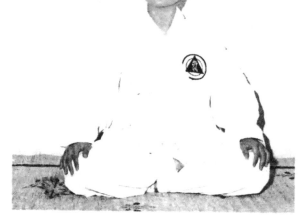

반가부좌 상태에서 양 손은 무릎위에 편안하 게 얹어 놓는다

그림과 같이 반가부좌 상태에서 양 손은 깍 지를 끼고 단전에 원 을 만든 자세

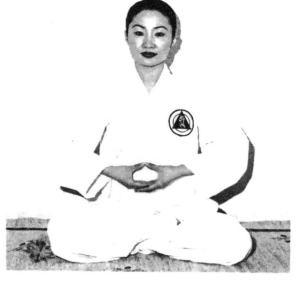

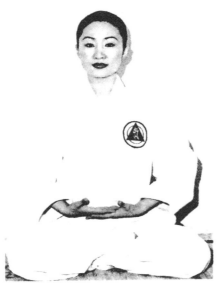

반가부좌 상태에서 양 손을 단전
에 포개서 손바닥을 위로향하게
하는 경우도 있다

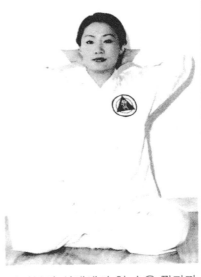

반가부좌 상태에서 양 손을 깍지끼
고 뒤 목을 감쌓아 쥔다.

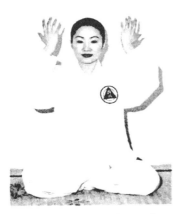

반가부좌 상태에서 양 손
손바닥을 뒤로 향하여 몸
의 중심을 잡는다.

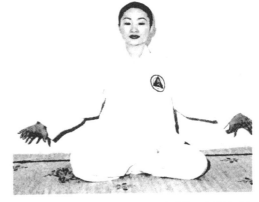

반가부좌 상태에서 양 손바닥을 아래로 향
한다.

169

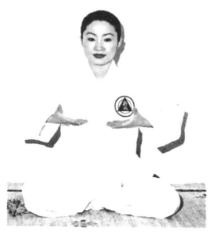

반가부좌 상태에서 양 손을 그림과 같이 가슴에 대고 손바닥을 위로 향한다.

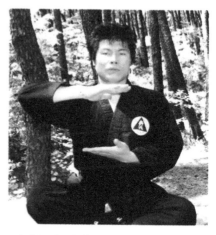

반가부좌 상태에서 그림과 같이 손바닥을 엇갈리게 한다.

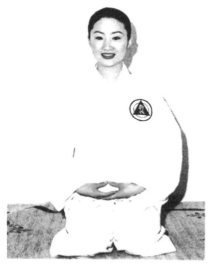

무릎을 꿇고 앉는다 손은 원을 만들어 단전에 댄다 무릎의 정자세는 허리를 펴준다.

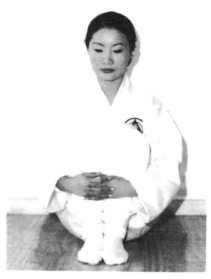

편안하게 양무릎을 끼어 앉는다.

170

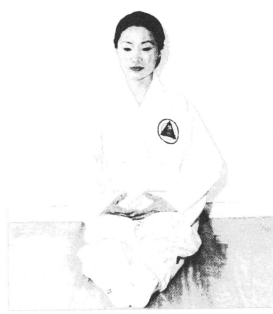

그림과 같이 양 다리를 앞으로 쭉뻗고 단전에 양 손은 원을 만든다.

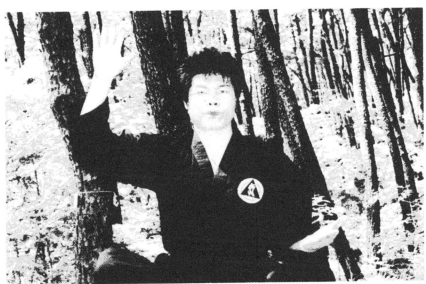

반가부좌 상태에서 그림과 같이 오른손은 위로 원손은 아래로 벌린다.

가부좌 자세 취하는 방법

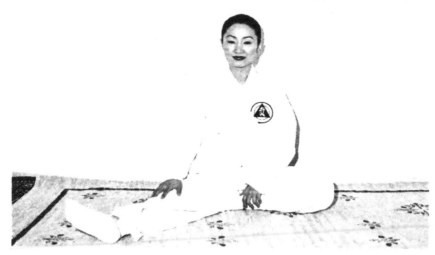

그림과 같이 오른 다리를 앞으로 쭉뻗는다.

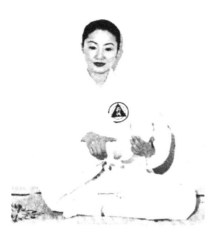

그림고 같이 양 손으로 오른다리를 번쩍 들어서 오른 허벅지 허리춤으로 바싹 갖어간다.

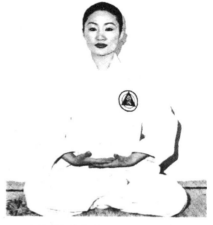

그렇게 한다음 손처리를 하고 연공에 들어간다.

172

■ 와식공 자세

측와식(側臥式-옆으로 드러눕는 자세)과 양와식이 있으며 자신의 취침시 습관에 따라 선택할 수 있다. 양와식은 위를 바라보고 길게 누워 베개를 알맞게 받친다. 항상 베개를 사용하는 것이 좋은데 너무 딱딱하지 않은 것이 좋다. 머리와 목은 자연스럽게 펴고 쾌적하고 긴장감을 느끼지 않는 베개를 받치며 양 발은 어깨 너비로 벌리고 양 손은 몸의 양쪽에 자연스럽게 둔다. 측와식은 몸이 왼쪽이나 오른쪽을 향하도록 모로 눕는다. 대개는 오른쪽을 향하여 (몸의 우측이 아래가 된다.) 눕는데 간장이나 담낭에 질환이 있는 사람은 왼쪽을 향하는 것이 좋다.

오른쪽을 향할 경우 우측 발은 약간 구부려도 상관없지만 자연스럽게 펴고 좌측 발은 구부려 우측 발에 얹고 발등은 우측 정강이의 장딴지에 가볍게 얹는다. 오른손은 머리 앞의 베개 가장자리에 놓고 왼쪽 손은 왼쪽 허벅지

173

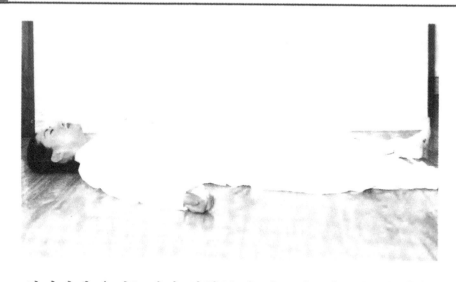

언저리에 올려놓거나 하복부에 얹는다. 왼쪽을 향해 누울 때에도 요령은 마찬가지다. 양와식이든 측와식이든 모포나 요를 깔고 연공 한다. 와식은 오랫동안 앉거나 서있기 어려운 중환자에게 적합한 방식인데 일반 연공자 특히 신경쇠약이나 불면증이 있는 사람이 취침 직전에 연공하기 적합하다. 양와식 연공 중에 잠이 들면 수공할 필요 없이 잠을 자도 괜찮다. 이상이 기초 공법의 세 가지 연공 자세다. 연공자 자신의 육체적 조건에 맞춰 선택할 수 있는데 대개 초심자의 경우에는 여러 가지 자세로 연공해 보아서 연공자 자신이 좋다고 느끼는 방송 입정이 쉬우며 기감이 좋은 방식을 선택하면 좋다.

  우측와식 이 세 가지 자세로 연공할 때 양 손을 두는 위치는 앞에서 설명한 방식 이외에 양 손을 포개서 배꼽 밑에 없는 방식도 있다.

　학설에서는 왼손은 기를, 오른손은 혈을 주관하고, 남자는 기를 보하는 것을, 여자는 혈을 보하는 것을 중심으로 하므로 양 손을 포갤 때 남자는 왼손을 밑으로 오른손을 위로 하며, 여자는 오른손을 밑으로 왼손을 위로 하여 양 손 엄지 끝을 맞닿게 하며 입식에서는 양 손 손바닥을 위로 향하게 하고, 좌식과 입식에서는 손바닥을 아래로 향하게 하여 복부에 댄다. 이상이 기초 공법의 세 가지 연공 자세다. 연공자 자신의 육체적 조건에 맞춰 선택할 수 있는데 대개 초심자의 경우에는 여러 가지 자세로 연공해 보아서 연공자 자신이 좋다고 느끼는 방송 입정이 쉬우며 기감이 좋은 방식을 선택하면 좋다.

　우측와식 이 세 가지 자세로 연공할 때 양 손을 두는 위

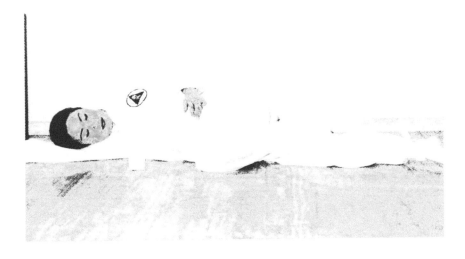

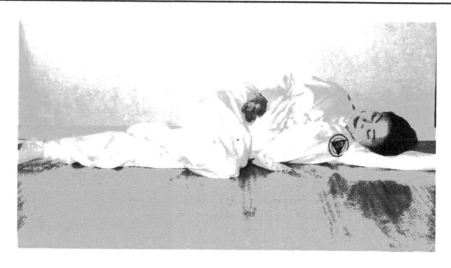

치는 앞에서 설명한 방식 이외에 양 손을 포개서 배꼽 밑에 얹는 방식도 있다.

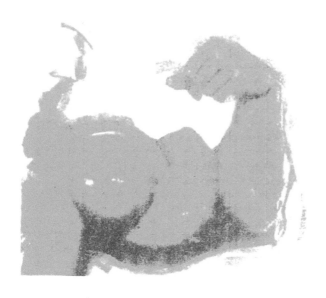

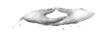

PART

3

실전 기공법

■ 신기통이란

대체적으로 기공(氣功)은 하단전부터 수련하여 중단
전, 상단전 순으로 수련하는 것이 원칙이지만 대도화랑
무예 화랑선공 에서는 신기통(상단전)부터 연공이 시작
된다, 천 지 인 정 도 란 글자만 소리내어 외우거나 글자
를 입 속으로 생각하게만 해도 백회(정수리)의 문이 열리
면서 우주의 기(생체 에너지)가 쏟아져 들어오는데, 이것
은 어느 한 부분을 생각함으로써 이루어진 현상으로서
화랑선공에서는 이것을 초단계인 "신기통"이라고 한다.
그 이유는 다음과 같다.

1. 신기통은 백회를 통해 곧바로 들어오는 우주의 에너
지를 축적시키는 행공이기 때문에. 하단전 부위부터 차
곡차곡 축적시켜 하단전과 병행한다면 그만큼 입체적인
것이 된다. 즉 뿌리에 거름을 주는 근비(根肥)와 잎에 거

름을 주는 엽면시비(葉面施肥)를 함께 실행하는 방법이
라고 생각하면 된다.

2. 밑거름을 주고 엽비(葉肥)를 주면 그만큼 수확이 빠
르고 많은 열매를 맺듯이 신기통과 하단전의 입체적 행
공도 이와 같은 효과를 나타낸다.

3. 하단전이 좋은 줄 알면서도 실행하지 못하는 중환자
나 유아 혹은 노령층도 신기통은 누구나 할 수 있으므로
일단 신기통을 통해 생체 에너지를 축적시킨 다음 그것
을 바탕으로 하단전을 병행하면 누구를 막론하고 완성의
경지에 도달하는 계기가 된다.

4. 신기통을 하고 나면 비록 단전호흡을 전혀 하지 않
았던 초보자라도 호흡의 문이 저절로 열리기 때문에, 신
기통 자체의 효과는 효과대로 유지하면서 하단전까지도
저절로 이루어지는 이점이 있다.

5. 신기통은 영적 차원의 생체 에너지 축적이 용이하고, 하단전은 정(精)적인 차원의 생체 에너지에서부터의 축적이 가능해지기에, 이 두 가지를 병행할 경우 조화적으로 생체 에너지가 축적된다.

6. 하단전은 우주의 리듬에 의해서 행공이 잘 될 적이 있는가 하면 반대로 잘 안 될 때가 있는데, 이 때에 신기통 행공을 하면 그 공백이 메꿔지기 때문에 완성의 경지를 앞당길 수 있다.

7. 생체 에너지의 패턴이 정착되기 전까지는 하단전 행공은 고통이 수반되므로, 신기통의 병행은 이러한 문제를 보완할 수 있다.

8. 하단전은 7일에서부터 15일까지의 일정한 기간 속에서 반응이 나타나지만, 신기통은 대부분이 즉석에서 효력이 나타나므로, 신기통의 병행은 이러한 효력의 시기적 조화를 이룰 수 있다.

9. 신기통은 즉석에서 반응이 나타나기 때문에 대중의 공감대를 금방 형성할 수 있으므로, 대중적으로 보급하기 좋다는 이점이 있으며, 이러한 계기를 바탕으로 하여 하단전과 병행하면 모든 사람들을 완성의 세계로 유도하는 결정적인 계기가 된다.

10. 신기통은 남에게 기를 넣어주는 방법이 수월하므로, 골수를 바탕으로 생체 에너지를 축적시키는 하단전

과의 병행은 결과적으로 강력한 생체 에너지를 손쉽게 상대에게 넣어주는 역할을 한다는 이점이 있다.

11. 하단전을 하면서도 생각은 할 수 있기 때문에, 하단전과 신기통을 동시에 병행할 수 있는 경우가 있는데, 이 때는 동시에 두 가지 차원의 생체 에너지를 축적시킬 수 있다. 그러나 경우에 따라서는 동시에 병행할 수 없는 경우가 있는데, 이 때는 한 가지만 행공해야 한다.

물론 이 외에도 하단전과 신기통을 병행할 때의 이점은 많이 있다.

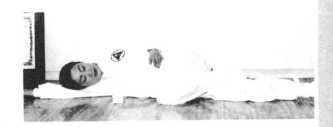

■ 신기통 수련 방법

　전술한 스트레칭을 한 다음 조신에서 직립식, 좌식, 무릎 꿇기식, 와식의 자세 외에 자기가 하고픈 자세를 갖추었으면 몸 전체의 오른쪽과 왼쪽, 앞과 뒤가 균형을 이루어야 한다.

　몸무게의 중심은 언제나 한가운데 두어야 하며 어느 한쪽으로 기울거나 높낮이가 있어서는 안 된다. 머리는 너무 앞으로 숙여서도 안 되고 턱을 쳐들어올려도 안 된다. 백회(百會)라는 정수리의 경혈과 귀를 연결하는 선이 수직을 이루어야 한다. 머리를 떠받치는 목의 근육, 특히 목의 좌우 측면의 근육이 긴장해서도 안 된다.

　우선 몇 미터 전방의 한 점을 수평으로 응시하고 이어서 그 점이 자기에게 가깝게 다가온다고 상상한다. 시선이 그 접근에 따라 천천히 눈으로 되돌아오면 발을 드리우듯이 눈꺼풀을 닫는다. 눈꺼풀을 다 닫는 것이 아니고

한 줄기 미미한 외광이 흘러들어올 정도로, 또는 코끝이 어렴풋이 보일 정도로 가늘게 뜨는 것이다. 눈을 크게 뜨면 정신이 산란해진다. 아주 감으면 졸리거나 잠들기 쉬우며 몸이 기울어진다. 어금니를 꽉 물거나 입술에 힘을 주어서는 안 된다. 가볍게 다물고 보일 듯 말 듯 미소짓기를 잊지 말아야 한다.

얼굴 근육을 이완시켜 온화한 표정을 지으면 자연히 마음도 평화로와진다. 혀끝을 위턱에 찰싹 달라붙게 하지 말고 가볍게 갖다 대야 한다. 대었는지 의식하지 않는지 모를 정도가 좋으며 경우에 따라서는 호흡에 맞추어 혀끝을 떼었다 붙였다 하는 공법도 있는데 이 방법은 타액(침) 분비를 증가시키기 위함이다. 기공에서는 타액을 금진(金津)이니 옥액(玉液)이니 하면서 매우 중요시한다.

183

어깨는 힘을 빼고 밑으로 가라앉혀야 한다. 팔은 축 늘어 뜨려야 한다. 팔과 겨드랑이 밑에 공간을 두이아 하고 팔을 몸통에 밀착시켜서는 안 된다. 밀착시키면 어깨가 올라간다. 그러면 마음도 긴장이 된다.

손목을 아래나 위로 돌려서는 안 되고 손가락은 자연스럽게 펴도록 한다. 그리고 가슴 근육을 자연스럽게 이완시키면 양 어깨 끝이 약간 앞으로 오므려진 것같이 되어 등의 좌우 견갑골 사이가 충분히 펼쳐진다. 등을 너무 구부정하게 굽혀서도 안 된다. 가슴을 너무 펴면 등 쪽의 좌우 견갑골 사이가 좁아지면서 어깨가 올라가 호흡하기가 어려워진다.

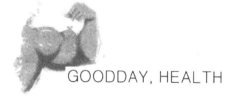

GOODDAY, HEALTH

방송 순서

　첫째 머리끝의 방송 → 안면 방송 → 어깨의 방송 → 팔의 방송 → 팔의 방송 → 손목 방송 → 손바닥 방송 → 손끝 방송 이어서 다시 머리의 방송 → 가슴의 방송 → 등 가운데의 방송 → 복부와 허리의 방송 → 사타구니 방송 → 허벅지 방송 → 무릎관절의 방송 → 정강이의 방송 → 발목의 방송 → 발바닥의 방송 → 발끝의 방송 순으로 처음의 백회로 우주의 기(氣)가 구름처럼 몰려 들어와 혈류를 통해서 전술한 순서로 스며들어 흐르고 있다고 마음속으로 묵묵히 상상하는 것이다. 이상의 방송 과정을 1회 했는데도 불충분하면 2 회 이상 방송을 되풀이해도 된다.

　*방송 : 방송이란 힘을 빼고 긴장을 푼다는 뜻이다. 머리끝에서 발끝까지 신체 각 부위의 근육 관절을 완전히 이완시키고 그 정신적 긴장도 함께 풀어야 한다.

　이상과 같이 방송을 유도했으면 마음 속에 있는 일체의

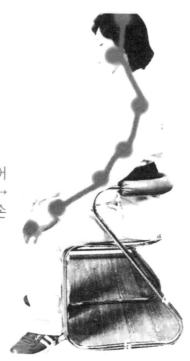

방송유도 1

머리끝 → 안면 → 어
깨 → 윗팔 → 팔 →
손목 → 손바닥 → 손
가락끝

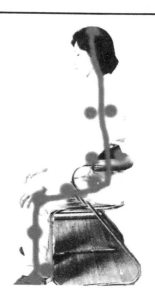

방송 유도
2

머리 → 가슴과 등 →
배와 허리 → 사타구
니 → 허벅지 → 무릎
관절 → 정강이 → 종
아리 → 발목 → 발바
닥 → 발가락끝

186

조급함을 없애 버린다. 그런 다음 생체 에너지의 존재에 대하여 생각한다. 즉 인간이나 우주는 본질적으로 생체 에너지의 작용에 의해서 작용한다고 생각하는 것이다.

그런 다음 인체에는 정과 기와 신이 존재하고, 그리고 그것은 경락의 작용과 연계되어 있다는 생각을 한다. 이상과 같은 생각을 하고 나면, 곧 이어 우주의 생체 에너지를 인간과 직접적으로 연결시키는 자리가 곧 정수리에 있는 백회라고 생각한다. 물론 백회뿐만 아니라 전신의 기공이 우주의 생체 에너지와 교류하고 있기는 하지만, 백회가 우주와 직결되어 있다는 생각을 하면서 천지인도를 소리내어 외우거나 아니면 소리가 안 나게 입 속으로 외워도 된다. 그리고 더 좋은 방법은 아예 소리를 내지 않고 천 지 인도를 생각만 하는 것이다.

연공의 하루 시간과 회수는 초보자는 하루에 1회 40분에서 50분 동안 하는 것이 바람직하다.

187

■ 수련후 마무리 수공법

명상(정공)이 끝나면 언제나 마음 속으로 연공을 끝내
겠다는 마음을 먹고 서서히 눈을 뜨고 조심스럽게 손을
움직여 얼굴과 머리 등의 긴장과 경직되어 있는 혈과 근
육을 풀어주어야 한다. 그런 다음과 같이 스트레칭으로
온몸을 풀어준다.

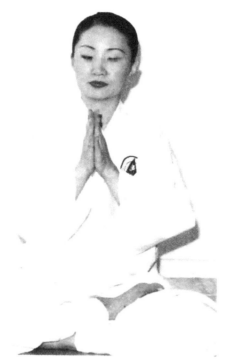

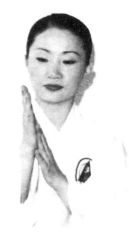

1. 연공이 끝나면 양 손을 모아 비벼서
얼굴을 상하 36회 문지른다.

2. 양 손바닥이 따뜻한 열기
를 느낄 수 있을 것이다.

188

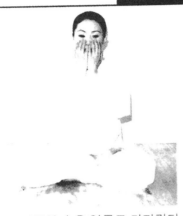

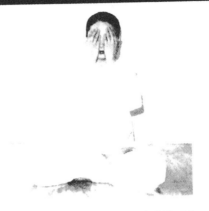

3. 따뜻한 손을 얼굴로 가져간다.

4. 상하 좌우 등 얼굴 전체를 36 회 문질러 준다. 명상 중 경직된 근육과 혈관을 이완시키는 작업이다.

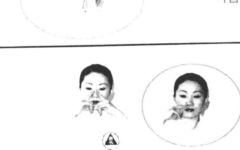

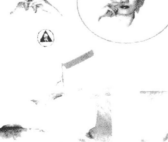

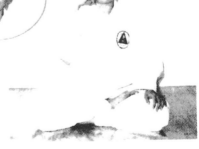

5. 이어서 안면 마사지가 되었으면 양 검지 손가락을 그림과 같이 콧등으로 가져간다. 36회 상하로 문지른다. 기관지, 폐 등이 좋아진다.

6. 이어서 인중을 좌우로 36회 문지른다.

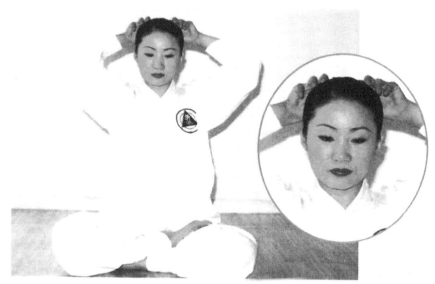

7. 이어서 양 손가락을 그림과 같이 가져가 갈퀴로 긁듯이 이마에서부터 귀 밑까지 훑어 내려간다.

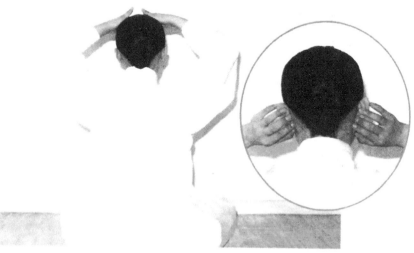

8. 뒷모습이다. 뒤로 넘겨 끝에서는 귀끝을 강하게 친다. 이렇게 36회 반복 해서 실시.

PART

4

기타 (의념법)

■ 의념법으로 신체리듬 조절

우리의 인체는 자연의 법칙에 따라 위가 차겁고 가벼우며 아래가 따뜻하고 튼튼해야 한다. 그러나 오늘날 우리를의 몸은 누적되는 피로, 불규칙적인 심리활동, 정화되지 못한 몸 조절, 호흡조절, 마음조절등 으로 인하여 변화되고 있다.

지구상의 가장 윗부분인 북극은 다른 곳과는 달리 항상 춥고 대체저으로 온도의 변화가 크지않다. 왜냐하면 겨울에는 태양의 직사광선이 남쪽으로 이동하여 표면에는 열이 적고 밀도가 찬 공기가 내려와서 대기층도 위에 열이 있고 아래가 차서 북극의 온도는 크게 변화지 않기 때문이다.

이러한 자연의 법칙에 순응하지 않고 인체내에 많은 생리적 변화를 초래하여 기가 순통치 못하여 막히며 위가 뜨겁고 아래는 차다. 이렇게 기가 인체의 윗부분에 많이 쌓여 아래로 내려오지 않아서 당뇨, 뇌졸증, 고혈압등의 여러가지 질병이 오게된다.

의념으로 신체 리듬을 조절하는 기공법을 열거한다.

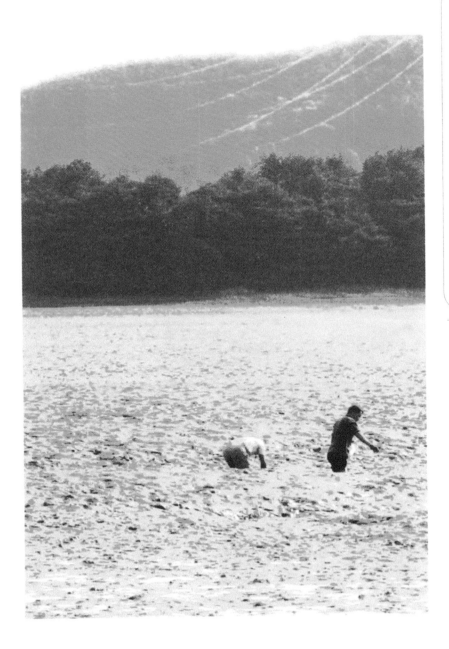

1. 자세

온몸의긴장을 풀고 아주 부드럽고 편안한 자세를 취한다. 자세는 전술한 누워서, 앉아서, 아니면 서서등 자기가 편한 것을 선택하면 된다.

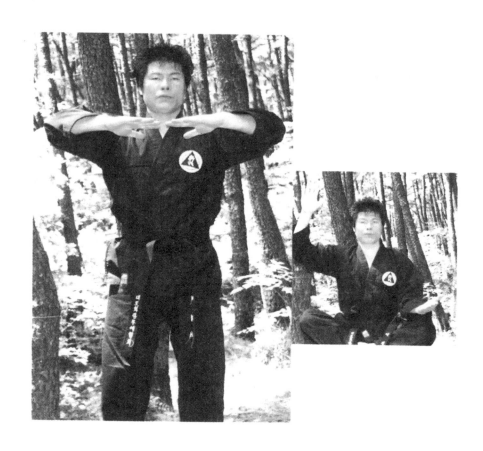

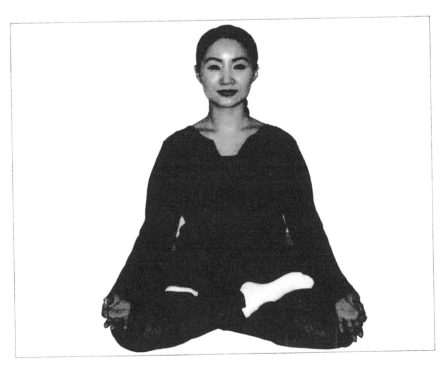

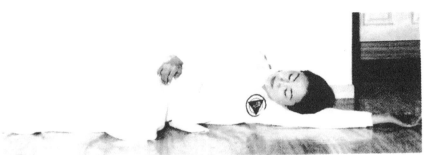

195

2, 의념

처음의 백회로 우주의 기(氣)가 구름처럼 몰려 들어와 혈류를 통해서 첫째 머리끝의 방송→ 안면 방송 →어깨의 방송→ 위팔의 방송→ 팔의 방송→ 손목 방송→ 손바닥 방송→ 손끝 방송 이어서 다시 머리의 방송→ 가슴의 방송→ 등 가운데의 방송→ 복부와 허리의 방송→ 사타구니 방송→ 허벅지 방송→ 무릎관절의 방송→ 정강이의 방송→ 발목의 방송→ 발바닥의 방송→ 발끝으로 흐르고 있다고 마음 속으로 묵묵히상상하는 것이다. 이러게 20분 성심성의 껏하면 하체가 뜨거워지고 상체의 파라 내장이 뜨거워지며 머리까지 기류가 퍼저나감을 느낄 수 있다.

3, 마무리자세

수련이 끝나면 전술한 마무리 자세로 마감한다. 이렇게 매일 20분씩 연공하면 큰 효과를 볼것이다.

■ 저자 안상원 ■

- 1994 대전대 한의대 졸업(7기)한의사 면허 취득
- 1995 대한 추나학회 (2기)
- 1996 한의학 석사, 일산 서광한의원 원장
- 1999 한의학 박사
- 2002 국립 암센터 최고 연구자 과정 수료(4기)
- 2006 서울 청담인 한의원 대표원장
- 2007~2013 대전대학교 한의과대학 겸임교수
- 2013 부띠크 모나코 청담인 한의원 원장

새로운 관리방법으로
당뇨병 퇴치하기

2022년 7월 5일 인쇄
2022년 7월 10일 발행

저 자 안상원
발행인 김현호
발행처 법문북스(일문판)
공급처 법률미디어

주소 서울 구로구 경인로 54길4(구로동 636-62)
전화 02)2636-2911~2, 팩스 02)2636-3012
홈페이지 www.lawb.co.kr

등록일자 1979년 8월 27일
등록번호 제5-22호

ISBN 979-11-92369-17-4 (03510)

정가 18,000원